职业技能培训丛书

浙江省职业技能教学研究所　组织编写

# 康复与护理实训技能

董晓虹　郝晓红　主编

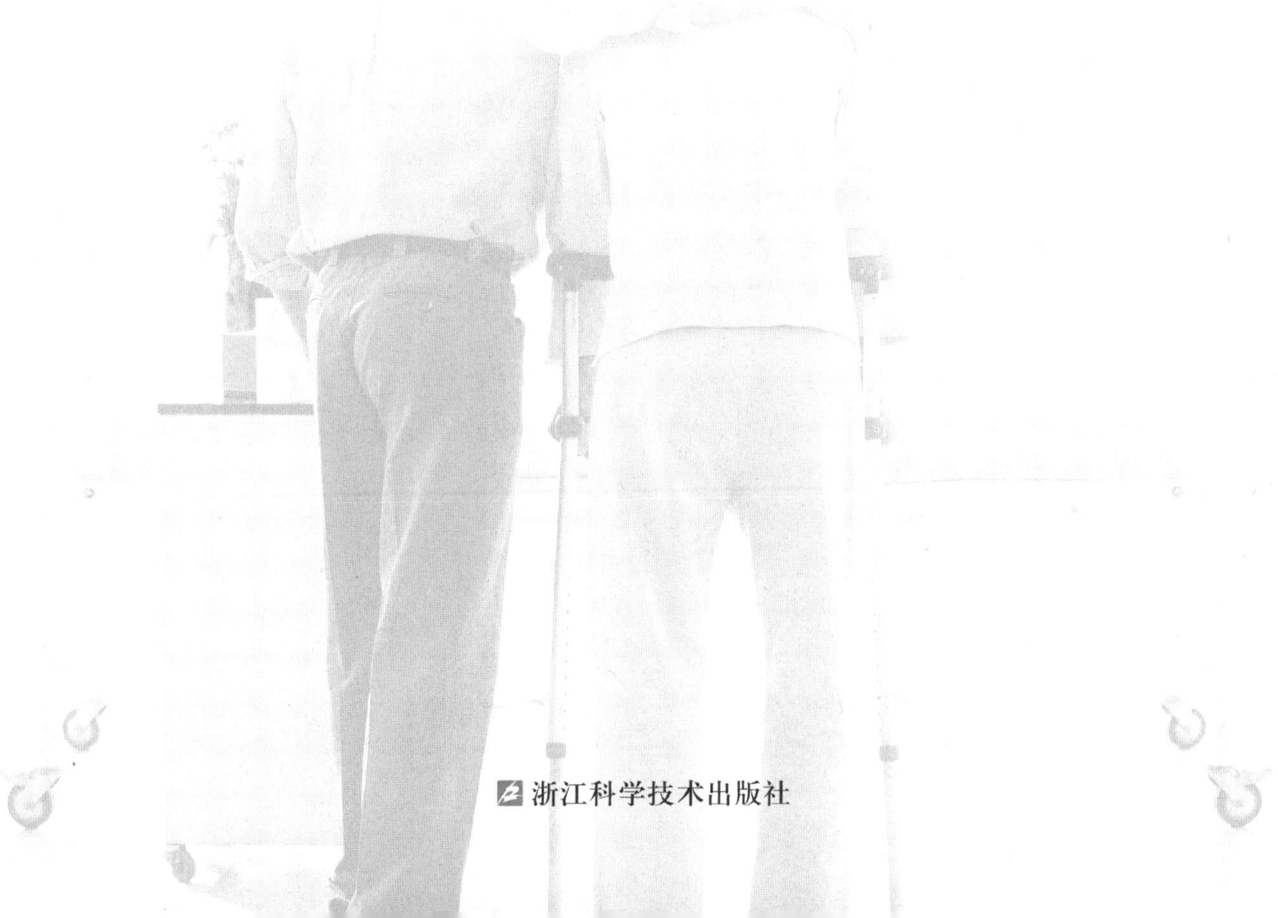

浙江科学技术出版社

**图书在版编目(CIP)数据**

康复与护理实训技能/浙江省职业技能教学研究所组织编写;董晓虹,郝晓红主编. —杭州:浙江科学技术出版社,2019.12
(职业技能培训丛书)
ISBN 978-7-5341-8804-6

Ⅰ. ①康… Ⅱ. ①浙…②董…③郝… Ⅲ. ①康复医学—技术培训—教材②护理学—技术培训—教材 Ⅳ. ①R49②R47

中国版本图书馆 CIP 数据核字(2019)第 212799 号

| | |
|---|---|
| **丛 书 名** | 职业技能培训丛书 |
| **书　　名** | **康复与护理实训技能** |
| **组织编写** | 浙江省职业技能教学研究所 |
| **主　　编** | 董晓虹　郝晓红 |

| | |
|---|---|
| **出版发行** | **浙江科学技术出版社** |
| | 杭州市体育场路 347 号　邮政编码:310006 |
| | 办公室电话:0571－85176593 |
| | 销售部电话:0571－85176040 |
| | 网　址:www.zkpress.com |
| | E-mail:zkpress@zkpress.com |
| **排　　版** | 杭州大漠照排印刷有限公司 |
| **印　　刷** | 浙江新华印刷技术有限公司 |
| **经　　销** | 全国各地新华书店 |

| | | | |
|---|---|---|---|
| **开　　本** | 787×1092　1/16 | **印　张** | 8.5 |
| **字　　数** | 202 000 | | |
| **版　　次** | 2019 年 12 月第 1 版 | **印　次** | 2019 年 12 月第 1 次印刷 |
| **书　　号** | ISBN 978-7-5341-8804-6 | **定　价** | 39.80 元 |



**责任编辑**　王巧玲　罗　璀　　**责任校对**　赵　艳
**责任美编**　金　晖　　**封面设计**　孙　菁
**责任印务**　崔文红

# “职业技能培训丛书”编辑工作组

**组　　长**　巫惠林　王丽慧

**成　　员**　（按姓氏笔画排序）

王雪亘　李世存　陆卫国　周学平　俞冬伟

裘玉平

**本册主编**　董晓虹　郝晓红

# 前　言

职业技能培训是提高劳动者技能水平和就业创业能力的主要途径。大力加强职业技能培训工作，建立健全面向全体劳动者的职业技能培训制度，是实施扩大就业的发展战略，解决就业总量矛盾和结构性矛盾，促进就业和稳定就业的根本措施；是贯彻落实人才强国战略，加快技能人才队伍建设，建设人力资源强国的重要任务；是加快经济发展方式转变，促进产业结构调整，提高企业自主创新能力和核心竞争力的必然要求；也是推进城乡统筹发展，加快新型工业化和城镇化进程的有效手段。为认真贯彻落实全国、全省人才工作会议精神和《国务院关于加强职业培训促进就业的意见》《浙江省中长期人才发展规划纲要(2010—2020 年)》，切实加快培养适应浙江省经济转型升级、产业结构优化要求的高技能人才，带动技能劳动者队伍素质整体提升，由浙江省人力资源和社会保障厅规划开展了职业技能培训系列教材建设，由浙江省职业技能教学研究所负责组织编写工作。本系列教材第七批共 7 册，主要包括《工业机器人编程与调试》《无人机操控与维修》《餐饮创业与管理》《电类专业技师研修项目精选》《新能源汽车维修》《康复与护理基础知识》《康复与护理实训技能》等地方产业、新兴产业以及特色产业方面的技能培训教材。本系列教材针对职业技能培训的目的要求，突出技能特点，便于各地开展农村劳动力转移技能培训、农村预备劳动力培训等就业和创业培训，以及企业职工、企业生产管理人员技能素质提升培训。本系列教材也可以作为技工院校、职业院校培养技能人才的教学用书。

人口老龄化是人类社会进步、发展的必然结果。但目前的“老龄化”还只是平均寿命的延长，衰老常常伴随着疾病，并不是人们所期待的健康寿命延长。我国人口老龄化正在日趋加剧，老年人的康复护理需求急剧增长。因此，发展康复护理事业，促进健康老龄化和积极老龄化是一个日益重要的课题。

目前我国社会老龄化和疾病呈现年轻化及多发性的趋势，随着家庭、社区对于病患老人养护需求的急速上升，针对老年人生活和康复护理工作的需求正日益增长。护理工作的专业性要求和目前整个行业护理水平参差不齐、康复技术缺乏的现状，已经成为现实社会的一个明显矛盾。康复护理员作为服务人员为居家慢性病患者提供康复指导，是医疗机构改善服务的重要举措，也是健康服务业的组成部分。

“护理员”的教育培训是人力资源和社会保障部于1996年设定的国家职业之一。在2007年10月10日国家卫生部召开的例行新闻发布会上就开始提出，要将护工所承担的协助护士做的护理工作也进行规范化管理，提升服务内容和服务质量。2011年，由国家层面第一次提出了《社会养老服务体系建设规划(2011—2015年)》，意味着养老服务业纳入了国民经济和主体的工作中，为居家养老的慢性病患者提供康复服务就显得格外重要。《中国护理事业发展规划纲要(2011—2015年)》中提出，随着人民群众生活水平不断提高，基本医疗保障制度逐步完善，以及人民群众对生命质量、健康水平和医疗保健的更高关注，护工队伍建设需要进一步加强，其服务能力需要进一步提高，护理服务领域需要进一步拓展，护理服务体系需要进一步完善，从而适应人民群众的健康服务需求。基于上述原因，撰写康复护理培训教材就显得尤为重要。

本书内容共分四章，第一章为日常生活照护，主要叙述了如何根据老年人自理能力、卫生需求及个人习惯等情况进行日常生活照护；第二章为基础护理，包括简单的给药方法、常用的冷热疗法、初步的消毒隔离方法、应急救护措施等；第三章为日常生活康复活动，介绍了如何有目的地组织中老年患者开展各类康复活动，以及健身器材、辅助器械的应用方法；第四章为常见病康复训练，介绍了一些简单的训练方法，能一定程度地逆转或改善中老年患者的失衡状态。本书由董晓虹教授(浙江大学)和郝晓红老师(浙江特殊教育职业学院)共同编写完成，感谢舒卓志医生为本书提供配图。

本书是国内康复护理行业少有的培训教材，期待读者能够从中获得一些启示。由于编写经验不足，加之编者水平有限，书中难免存在疏漏和不足之处，恳请专家和读者批评指正。

**浙江省职业技能教学研究所**

**2017年10月**

# 目录

# 第一章　日常生活照护

**本章导读**　为了确保患有慢性病的中老年个体处于舒适、安全及健康的状态，满足其基本的生理需要是必要的条件之一。机体生理需要无法得到满足则会对个体的生理和心理产生负面影响，甚至会诱发或者加重各种疾病。因此，为使中老年患者身心保持最佳状态，应根据其自理能力、卫生需求及个人习惯等情况进行日常生活照护，或由他人协助完成。

## 第一节　饮食照料

饮食照料应依据个体情况进行。本节主要介绍以下两种饮食照料的措施：协助进食、鼻饲喂食。

### 一、协助进食

【目的】

协助有肢体缺陷、功能不良等情况的中老年患者进食。

【操作前准备】

(1) 评估中老年患者基本情况并解释。

(2) 中老年患者自身准备。

(3) 环境准备。

(4) 协助者自身(康复护理员)准备。

(5) 用物准备。

协助进食的内容和操作步骤见表 1－1。

**表 1－1　协助进食的内容和操作步骤**

| 程序 | 内　容 | 操作步骤 |
|---|---|---|
| 评估 | 环境评估 | 环境整洁、无异味 |
| | 中老年患者整体评估和局部评估 | 评估中老年患者的疾病、意识、营养状况、配合程度，以及胃功能 |
| 诊断 | 需要协助进食 | 到用餐时间，根据患者情况需要护理员协助其进食 |
| 计划 | 喂食 | 计划 0.5h 后协助患者进食 |

续表

| 程序 | 内容 | 操作步骤 |
|---|---|---|
| 实施 | 准备 | 用物:餐具(碗、汤匙、筷子)、清洁用具(纸巾、毛巾、餐巾、漱口水、漱口杯)<br>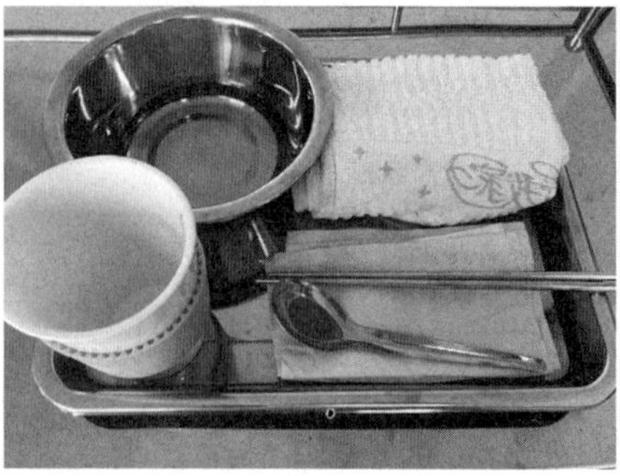 |
| | 解释体位 | 1. 护理员衣着整洁,洗净双手;<br>2. 沟通并解释:告知患者进食时间和食物,询问特殊要求;<br>3. 取合适体位:不便下床者,协助其采取坐位或半坐位。卧床中老年患者可安排侧卧位或仰卧位并将头偏向一侧,同时给予适当支托<br>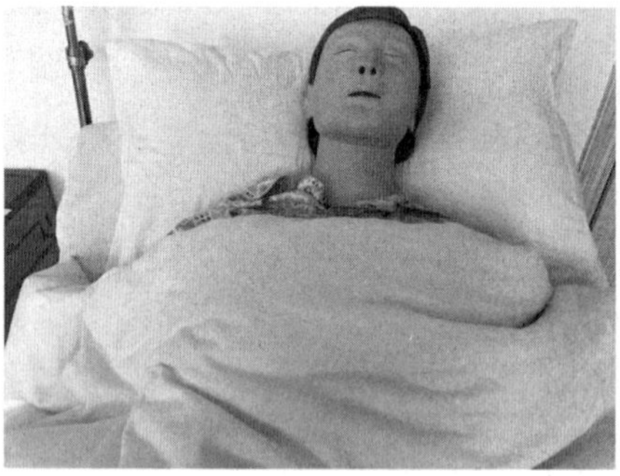<br>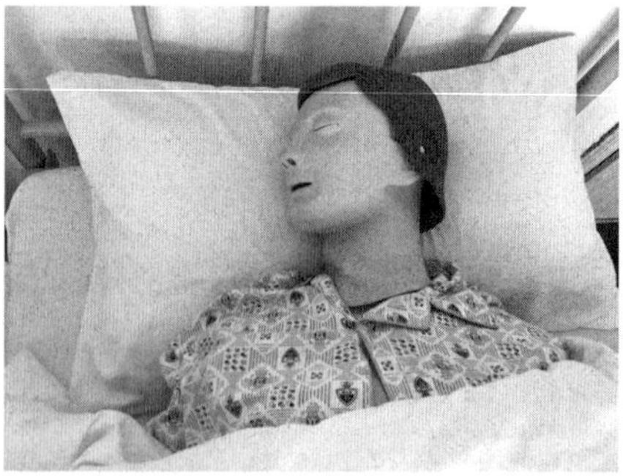 |

续表

| 程序 | 内 容 | 操作步骤 |
| --- | --- | --- |
| 实施 | 试温 | 1. 胸前围餐巾，手边放清洁毛巾，保持床单干净；<br>2. 将盛好食物的餐具摆放在床边餐桌上。叮嘱中老年患者进食时不要讲话，细嚼慢咽，如有问题可举手示意；<br>3. 鼻饲饮食温度一般为 38～40℃，护理员可用手腕内侧接触餐具外壁或将鼻饲液滴在前臂掌侧下端，测试食物温度以不烫手为宜<br>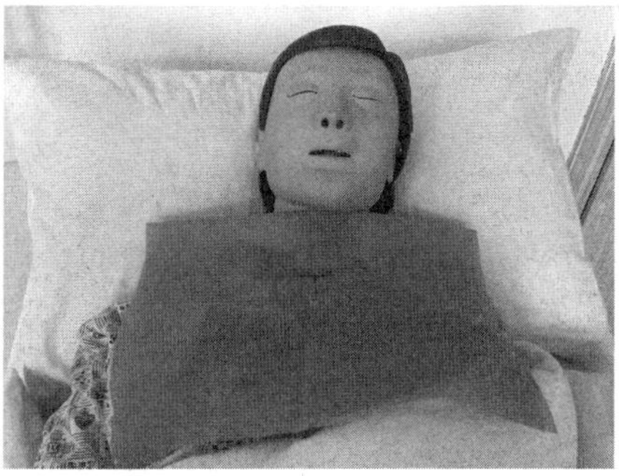<br>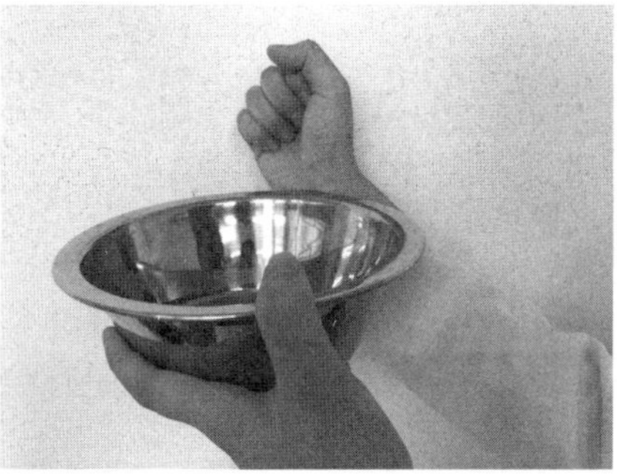 |
| | 喂食 | 先喂适量温水以润滑口腔，再喂饭菜。固液交替喂食，小口喂食，每一口量为汤匙的 1/3，等中老年患者完全咽下后再喂下一口食物<br>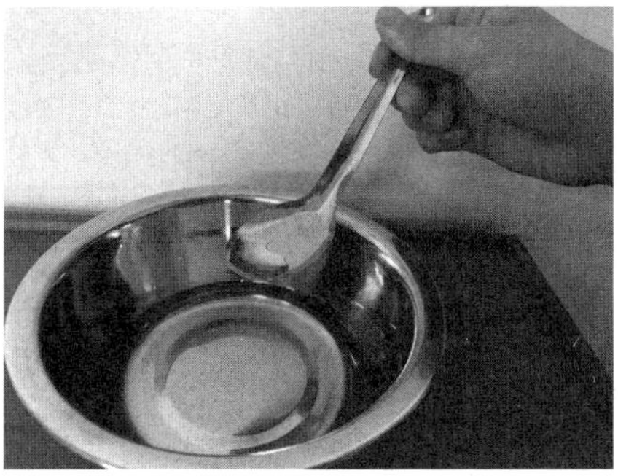 |

续表

| 程序 | 内容 | 操作步骤 |
| --- | --- | --- |
| 实施 | 整理 | 1. 进食完毕，协助漱口并擦净口角；<br>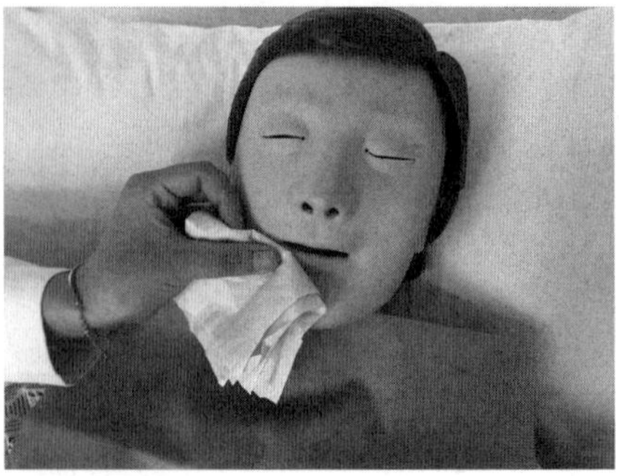<br>2. 叮嘱中老年患者保持进食卧位 30min 再卧床休息，利于食物消化吸收；<br>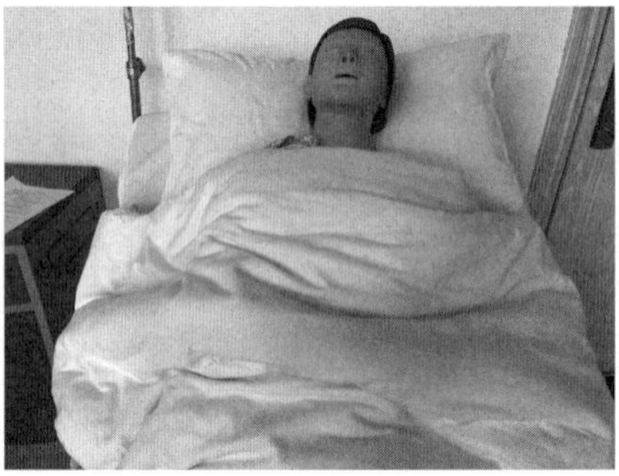<br>3. 整理用物：撤下垫巾，放回小餐桌，整理床单位；清洗餐具并消毒，放回原处，备用；<br>4. 记录：洗手，记录进食时间、进食量 |
| 评价 | 中老年患者感受 | 无噎食、呛咳等不适 |
|  | 环境 | 床上无食物残渣 |
|  | 物品 | 合理处置用物 |

## 注意事项：

（1）操作过程中，不催促中老年患者，耐心喂食，关爱中老年患者，随时进行沟通交流。

（2）尊重中老年患者的习惯和喜好，鼓励中老年患者尽量自行进食；对于有视力障碍的中老年患者，喂食时应主动告知食物的名称。

（3）进食有骨头、鱼刺的食物，告知中老年患者小心进食，并协助剔除鱼刺。

（4）进食 0.5h 前协助中老年患者排尿排便；进食结束后打扫卫生，开窗通风，保持室内环境清洁。

## 二、鼻饲喂食

【目的】

对不能自行经口进食的下列中老年患者，可用鼻胃管供给食物和药物，以满足其营养和治疗的需要。

(1)昏迷中的中老年患者。

(2)口腔疾病或口腔术后的中老年患者，上消化道肿瘤引起吞咽困难的中老年患者。

(3)不能张口的中老年患者，如中老年破伤风患者。

(4)其他中老年患者，如病情危重者、拒绝进食者等。

【操作前准备】

(1) 评估中老年患者基本情况并解释。

(2) 中老年患者自身准备 。

(3) 环境准备。

(4) 协助者(康复护理员)自身准备 。

(5) 用物准备。

鼻饲喂食的内容和操作步骤见表1-2。

**表1-2　鼻饲喂食的内容和操作步骤**

| 程序 | 内　容 | 操作步骤 |
|---|---|---|
| 评估 | 环境评估 | 环境清洁、无异味 |
| | 中老年患者整体、局部评估 | 评估中老年患者的疾病、意识、营养状况、配合程度，以及鼻胃管的通畅性 |
| 诊断 | 需要使用鼻胃管给老人喂食 | 根据评估结果，患者需要通过鼻胃管进食 |
| 计划 | 鼻饲喂食 | 计划0.5h后经鼻胃管给患者喂食 |
| 实施 | 准备 | 用物：灌注器、38～40℃温水100mL、污物盘、垫巾、纸巾或毛巾、鼻饲液<br>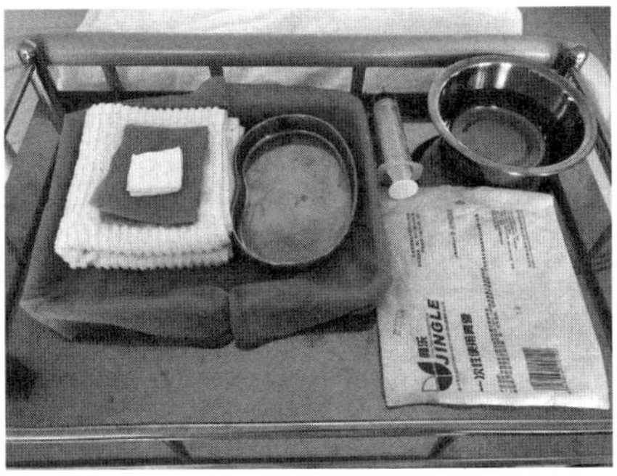 |

续表

| 程序 | 内　容 | 操作步骤 |
| --- | --- | --- |
| 实施 | 解释并检查 | 沟通并解释，取合适体位：摇高中老年患者床头至 30°并用软枕垫起，呈右侧卧位，或使中老年患者呈坐位、半坐位<br>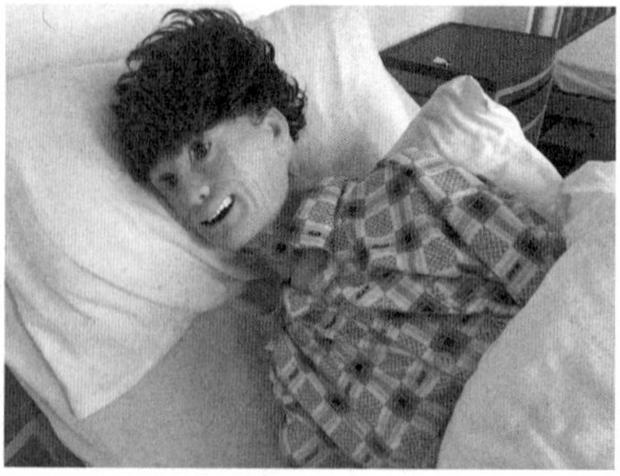 |
| | 整理 | 1. 颌下垫巾以保持床单干净；<br>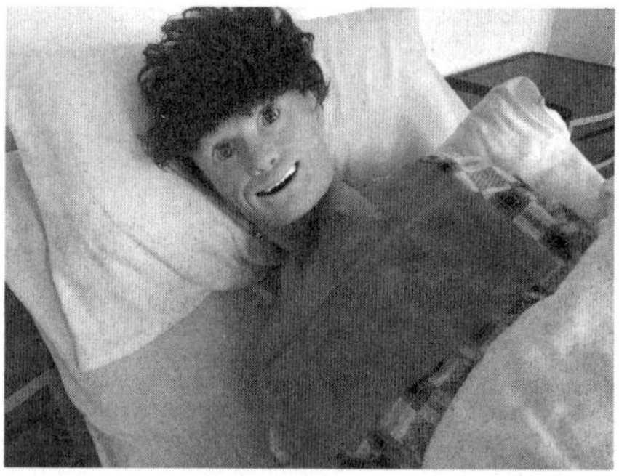<br>2. 确认鼻胃管固定处皮肤完整无破损，刻度位于 45～55cm；<br>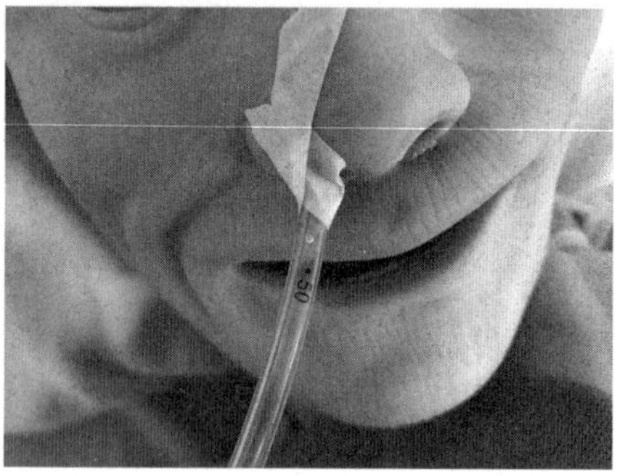 |

**续表**

| 程序 | 内　容 | 操作步骤 |
| --- | --- | --- |
| 实施 | 喂食 | 确认鼻胃管在胃内的三种方法：第一，用灌注器连接鼻胃管末端进行抽吸，有胃液或胃内容物抽出证明在胃内，此法较常用；第二，用灌注器抽取 10～20mL 空气注入鼻胃管，同时在胃区用听诊器听到气过水声，则证明在胃内；第三，将鼻胃管末端放入盛水的杯中，无气泡溢出证明在胃内。<br>1. 前臂内侧试温，抽取 38～40℃温水 10～20mL 缓慢注入鼻胃管，进行润滑。同法测温，抽取 38～40℃鼻胃液 50mL 缓慢注入鼻胃管，速度为 11～13mL/min，每次灌注后应立即关闭鼻胃管盖帽，直至喂完；最后用 10～20mL 温水冲洗鼻胃管，每次总喂食量不超过 200mL，两次喂食间隔 2h。喂食过程中关注中老年患者的反应，以及时应对。<br>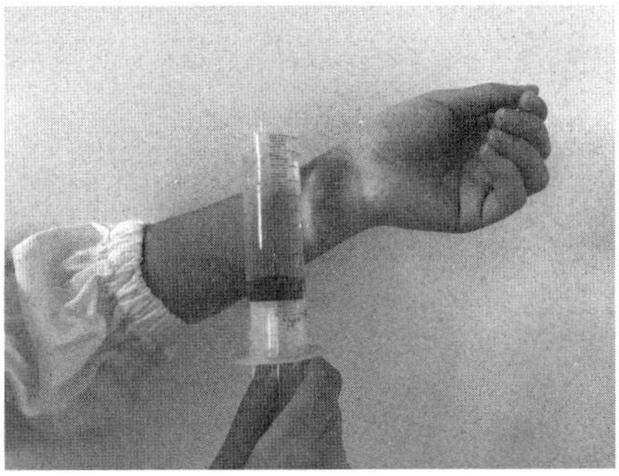<br>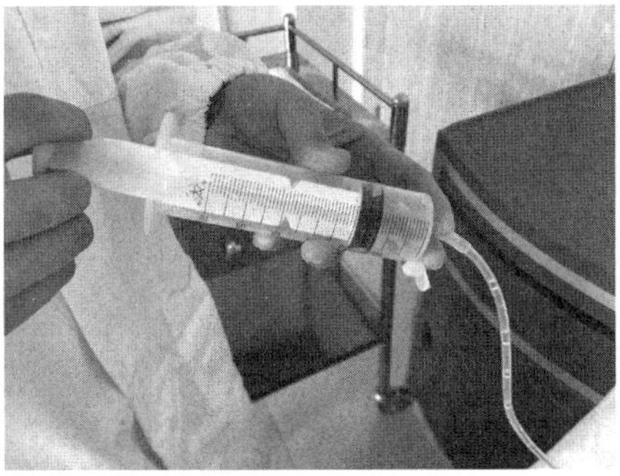<br>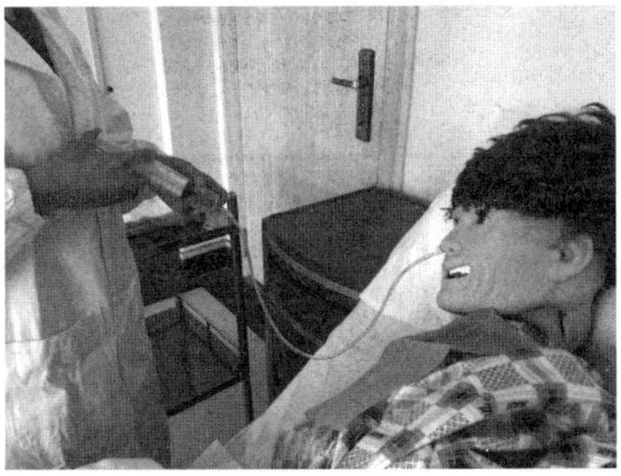 |

续表

| 程序 | 内　容 | 操作步骤 |
| --- | --- | --- |
| 实施 | 喂食 | 2. 解释：保持进食体位 30min 再卧床休息，利于食物消化吸收。<br>3. 整理用物：撤下垫巾，整理床单位；清洗鼻饲用物并浸泡消毒。<br>4. 记录：鼻饲时间、鼻饲总量 |
| 评价 | 中老年患者感受 | 无不适 |
| | 环境 | 整洁 |
| | 物品 | 合理处置用物 |

**注意事项：**

(1) 长期鼻饲的中老年患者，每日至少做两次口腔护理，以保持口腔清洁。

(2) 对于需要吸痰的中老年患者，应在鼻饲前 30min 进行吸痰；鼻饲前后 30min 内禁止吸痰，避免食物反流或误吸。

(3) 需服药时，应将药片研碎溶解后再进行灌注。

(4) 发现异常情况时，如发生鼻胃管脱出、抽取胃液异常、鼻饲恶心呕吐、固定处皮肤破损等，应及时通知医护人员进行处理。

## 第二节　排泄照护

本节针对排泄困难的中老年患者，主要介绍简单且易于操作的照护措施，如为留置导尿的中老年患者更换集尿袋，为肠造瘘的中老年患者更换造口袋，使用人工取便的方法辅助中老年患者排便等。

### 一、更换集尿袋

【目的】

(1) 需要严格记录每小时尿量，以观察中老年患者的病情变化。

(2) 某些手术前和手术后的准备，便于引流冲洗，促进切口的愈合。

(3) 为尿失禁或会阴部有伤口者引流尿液，以保持其会阴部清洁干燥。

(4) 留意导尿者集尿袋溢满的情况。

【操作前准备】

(1) 评估中老年患者基本情况并解释。

(2) 中老年患者自身准备 。

(3) 环境准备。

(4) 协助者(康复护理员)自身准备。

(5) 用物准备。

更换集尿袋的内容和操作步骤见表 1 - 3。

**表 1－3 更换集尿袋的内容和操作步骤**

| 程序 | 内 容 | 操作步骤 |
|---|---|---|
| 评估 | 环境评估 | 环境整洁、无异味 |
| | 中老年患者整体、局部评估 | 评估中老年患者的疾病、意识状况、配合程度，以及排尿功能、尿道外周情况 |
| 诊断 | 需要更换集尿袋 | 根据评估结果，需要为中老年患者更换集尿袋 |
| 计划 | 更换集尿袋 | 计划 0.5h 后为中老年患者更换集尿袋 |
| 实施 | 准备 | 1. 用物：清洁集尿袋、碘附、棉签、止血钳、手套、垫巾、记录单、笔；<br>2. 护理员衣着整洁，戴好口罩 |
| | 解释并检查 | 1. 沟通并解释操作目的、配合方法；<br>2. 保证尿管固定无滑脱、引流通畅；<br>3. 垫巾应垫于尿管与集尿袋连接处下方，以保持床单整洁<br>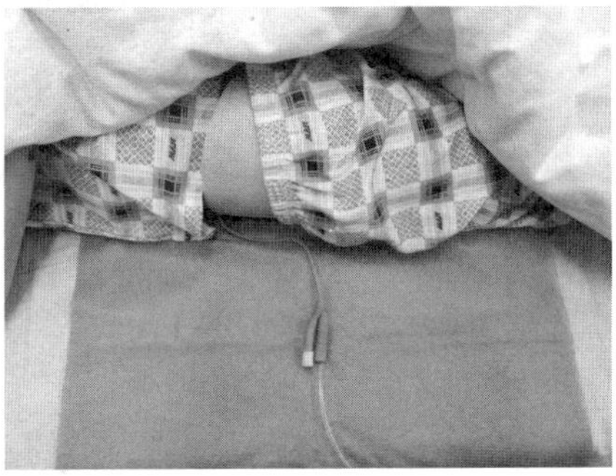 |
| | 操作器具 | 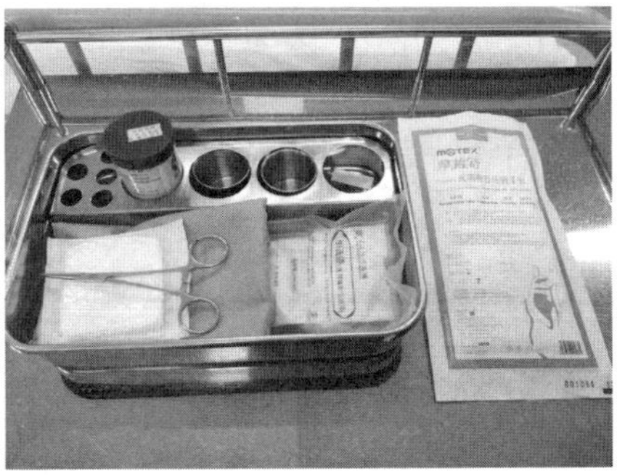 |

续表

<table>
<tr><th>程序</th><th>内　容</th><th>操作步骤</th></tr>
<tr><td>实施</td><td>操作</td><td>1. 放尿：观察集尿袋中尿液颜色、性状、量；打开放尿端排空余尿并关闭端口，夹闭引流管开关。<br>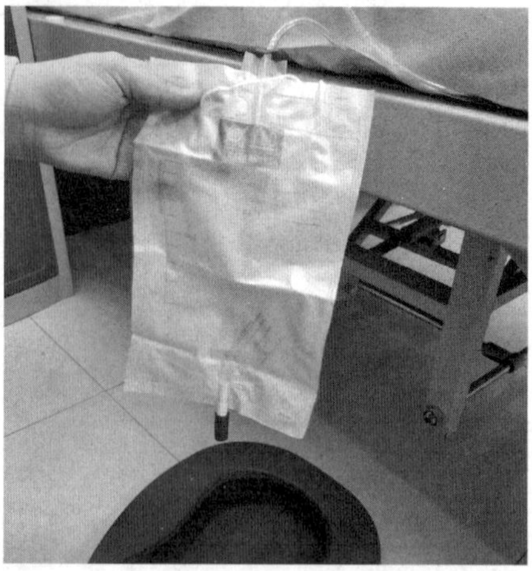<br>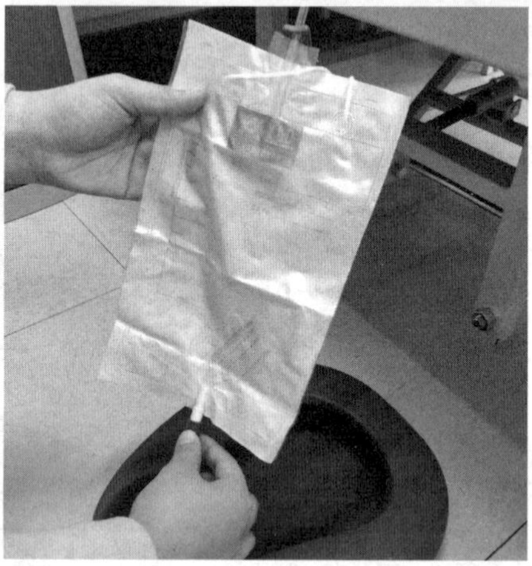<br>2. 洗手、戴手套。<br>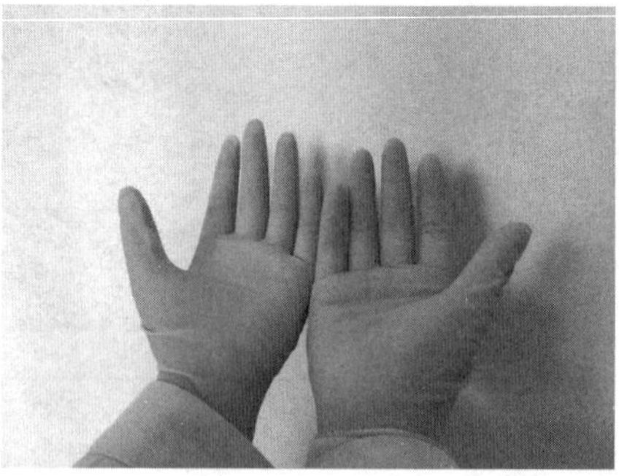</td></tr>
</table>

**续表**

| 程序 | 内　容 | 操作步骤 |
| --- | --- | --- |
| 实施 | 操作 | 3. 打开清洁集尿袋，关闭各开关并检查完好后妥善放于床旁备用。用止血钳夹闭尿管开口上端 5cm 处，分离尿管与集尿袋。<br>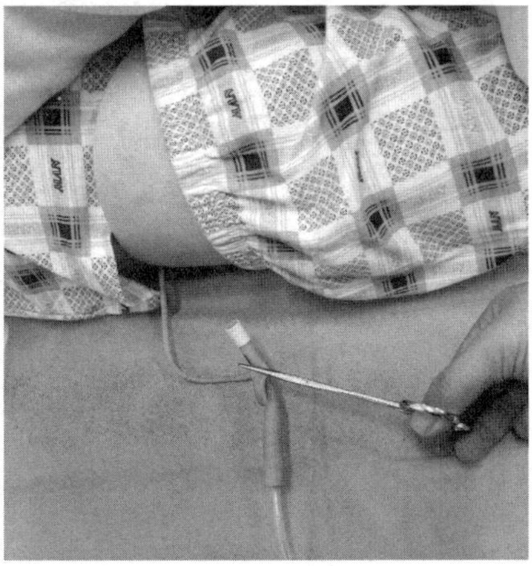<br>4. 将污染集尿袋导管妥善放置于床边，避免影响操作；用碘附棉签为尿管端口及外周消毒。<br>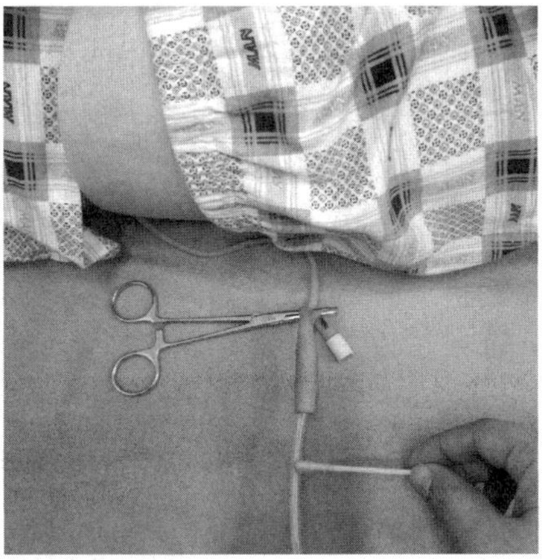 |

续表

| 程序 | 内　容 | 操作步骤 |
|---|---|---|
| 实施 | 操作 | 5. 连接清洁集尿袋。<br>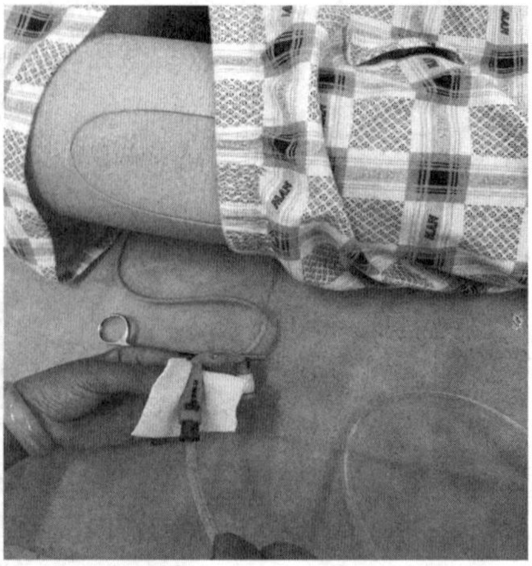<br>6. 打开止血钳、集尿袋引流管开关，确认引流通畅后夹闭引流管开关，每隔 2h 放尿；妥善固定导管、集尿袋，使引流管长度、高度合适。<br>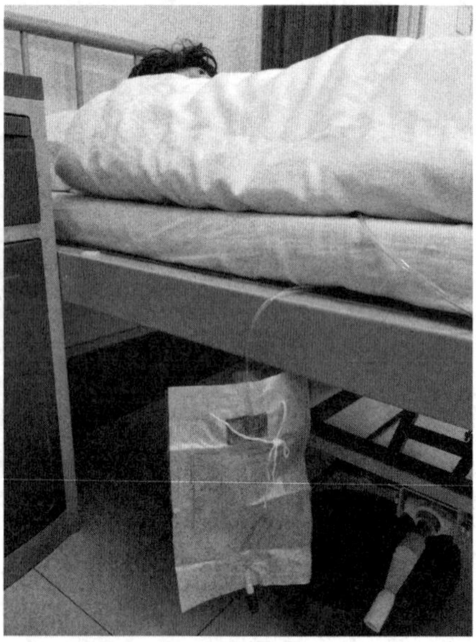<br>7. 整理：撤下垫巾，整理床单位；污染用物置于医用垃圾袋；叮嘱中老年患者不要随意移动尿管、集尿袋，翻身时注意导管。<br>8. 记录：尿液颜色、性状和量 |

续表

| 程序 | 内　容 | 操作步骤 |
| --- | --- | --- |
| 评价 | 中老年患者感受 | 无拉扯感、无不适 |
| | 环境 | 整洁 |
| | 物品 | 无污染,合理处置用物 |

**注意事项:**

(1) 集尿袋应定期更换,更换周期参照不同种类集尿袋的使用说明。

(2) 更换集尿袋时应注意观察尿液的颜色、性状和量,如有异常应及时通知医护人员并协助处理。

(3) 妥善固定、保持导管引流通畅,随时观察尿管有无脱出、漏尿等情况,避免受压、扭曲、反折等情况。

(4) 更换集尿袋时应避免污染,引流管末端高度始终要低于膀胱的高度,以避免尿液逆流而造成污染。

(5) 注意观察尿管接触的皮肤,如有红肿、破溃等情况应及时通知医护人员处理。

## 二、人工取便

【目的】

(1) 解除便秘、肠胀气。

(2) 清洁肠道,为肠道手术、检查做准备。

(3) 减轻中毒程度,稀释并清除肠道内的有害物质。

(4) 降低温度,灌入低温液体,为高热患者降温。

【操作前准备】

(1) 评估中老年患者基本情况并解释。

(2) 中老年患者自身准备。

(3) 环境准备。

(4) 协助者(康复护理员)自身准备。

(5) 用物准备。

人工取便的内容和操作步骤见表 1-4。

**表 1-4　人工取便的内容和操作步骤**

| 程序 | 内　容 | 操作步骤 |
| --- | --- | --- |
| 评估 | 环境评估 | 环境整洁、无异味 |
| | 中老年患者评估 | 评估中老年患者的疾病、意识状况,以及排便情况 |
| 诊断 | 需要协助排便 | 根据评估结果,需要协助中老年患者排便 |

续表

| 程序 | 内　容 | 操作步骤 |
| --- | --- | --- |
| 计划 | 人工取便 | 计划 0.5h 后为中老年患者进行人工取便 |
| 实施 | 准备 | 1. 用物：一次性手套、一次性尿垫、润滑液、卫生纸、便盆；<br>2. 护理员衣着整洁，戴好口罩 |
|  | 操作器具 | 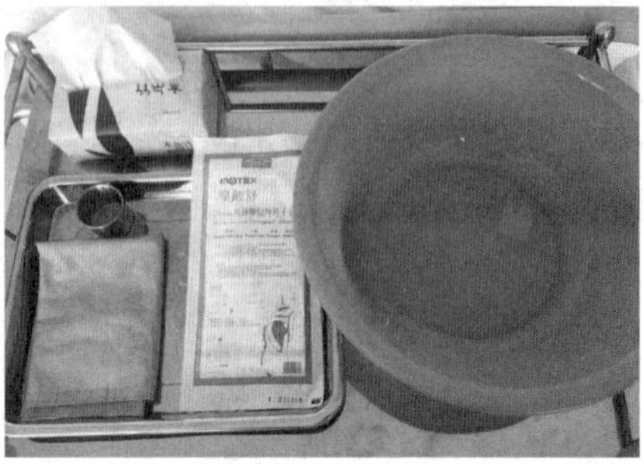 |
|  | 解释并整理 | 1. 沟通并解释操作目的：解除便秘；<br>2. 取左侧卧位，暴露臀部，臀下垫尿垫，注意遮挡<br>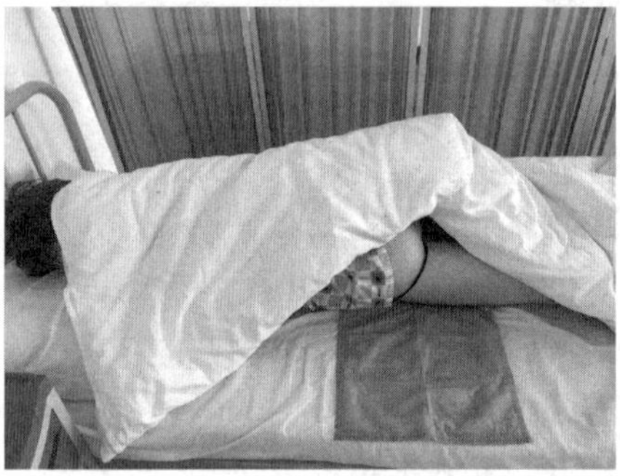 |
|  | 取便 | 1. 护理员一手戴手套，食指指端涂上润滑液，另一手分开臀部，叮嘱中老年患者深呼吸、放松，肛门松弛时，食指沿直肠一侧轻轻插入，慢慢由浅入深将粪便一块一块取出放于便盆。过程中要随时注意中老年患者情况，如遇异常应立即停止；<br>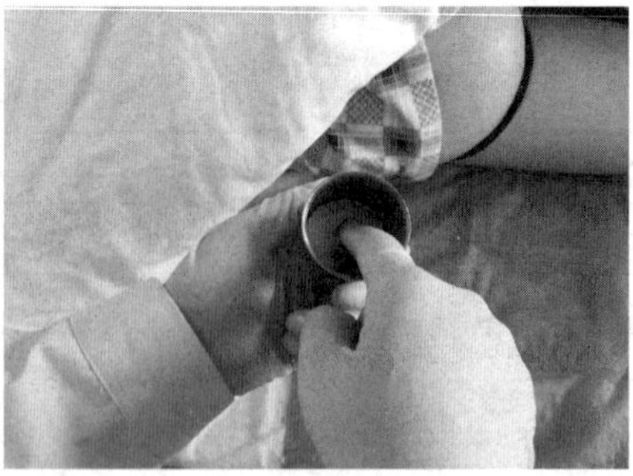 |

续表

| 程序 | 内容 | 操作步骤 |
| --- | --- | --- |
| 实施 | 取便 | 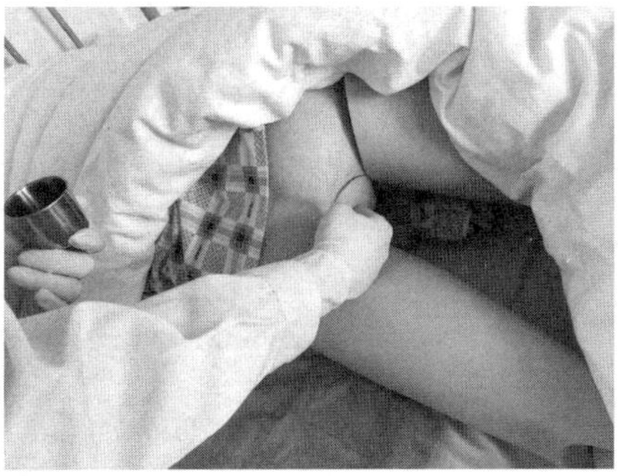<br>2. 温水清洁肛门,卫生纸擦净肛门;<br>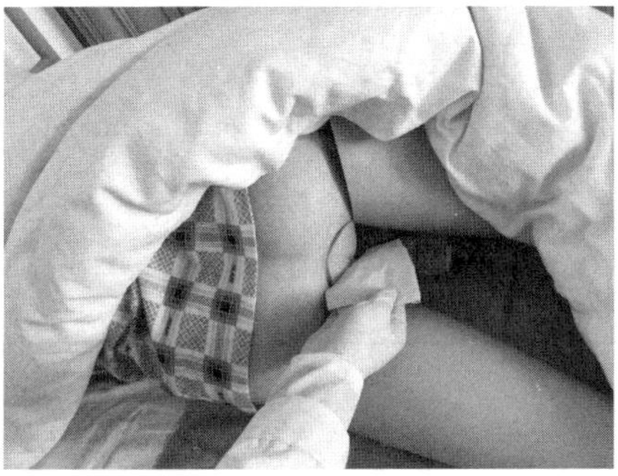<br>3. 整理用物:撤下垫巾,协助中老年患者取舒适卧位,整理床单位;<br>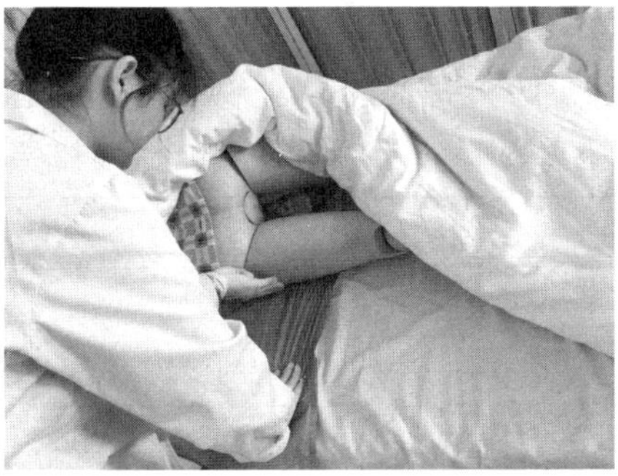 |

续表

| 程序 | 内　容 | 操作步骤 |
| --- | --- | --- |
| 实施 | 取便 | 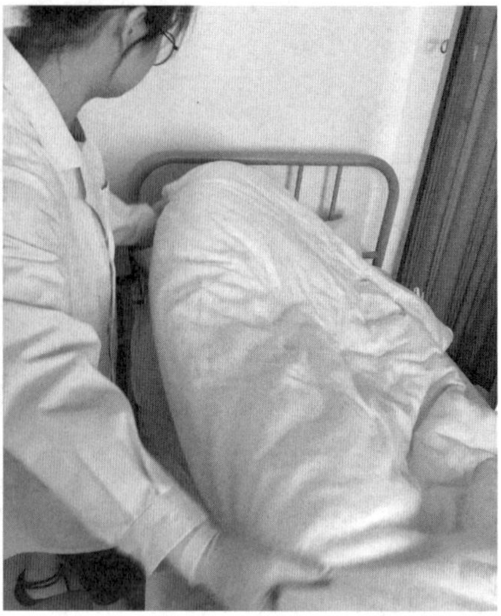<br>4. 洗手、记录 |
| 评价 | 中老年患者感受 | 无不适 |
| | 环境 | 整洁 |
| | 物品 | 无污染，合理处置用物 |

**注意事项：**

（1）人工取便时勿使用器械，以免误伤肠壁。

（2）操作过程中，如患者出现面色苍白、呼吸急促等情况应立即停止操作，必要时通知医护人员进行处理。

## 三、使用开塞露协助排便

使用开塞露协助患者排便的内容和操作步骤见表 1－5。

**表 1－5　使用开塞露协助排便的内容和操作步骤**

| 程序 | 内　容 | 操作步骤 |
| --- | --- | --- |
| 评估 | 环境评估 | 环境整洁、无异味 |
| | 中老年患者评估 | 评估中老年患者的疾病、意识状况，以及排便情况 |
| 诊断 | 需要协助排便 | 根据评估结果，需要护理员协助中老年患者排便 |
| 计划 | 使用开塞露 | 计划 0.5h 后使用开塞露协助其排便 |

续表

| 程序 | 内容 | 操作步骤 |
|---|---|---|
| 实施 | 准备 | 1. 用物：开塞露 1 支、剪刀、卫生纸、一次性垫巾、便盆；<br>2. 护理员衣着整洁，戴好口罩 |
| | 操作器具 | 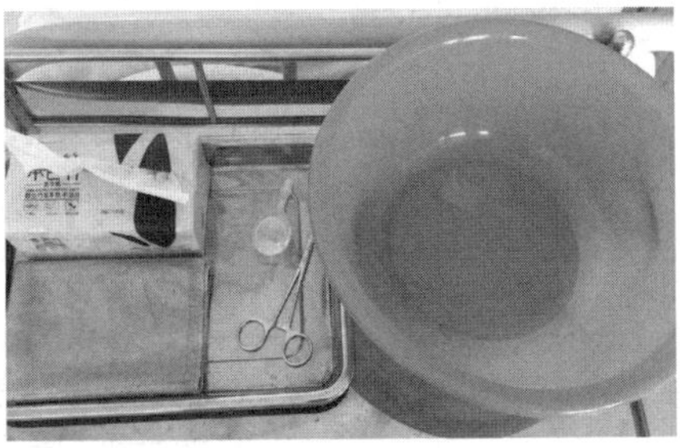 |
| | 解释并整理 | 1. 沟通并解释操作目的：解除便秘，其操作方法取得中老年患者同意；<br>2. 取左侧卧位，暴露臀部，臀下垫垫巾，注意遮挡<br>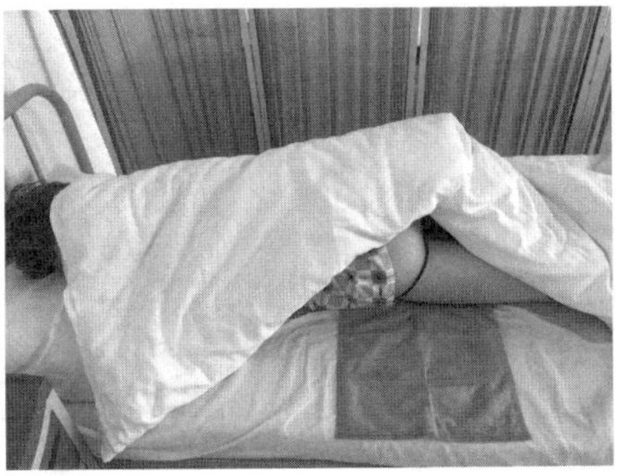 |
| | 操作 | 1. 护理员取下开塞露瓶帽或将封口端剪去，然后挤出少量药液于卫生纸上，润滑开口处；<br>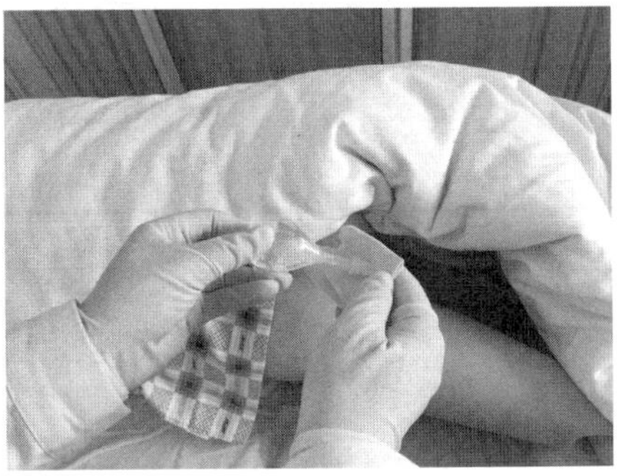 |

续表

<table>
<tr><th>程序</th><th>内　容</th><th>操作步骤</th></tr>
<tr><td>实施</td><td>操作</td><td>2. 护理员一手分开中老年患者臀部暴露肛门,叮嘱中老年患者深吸气,另一手将开塞露细端全部轻轻插入肛门内;<br>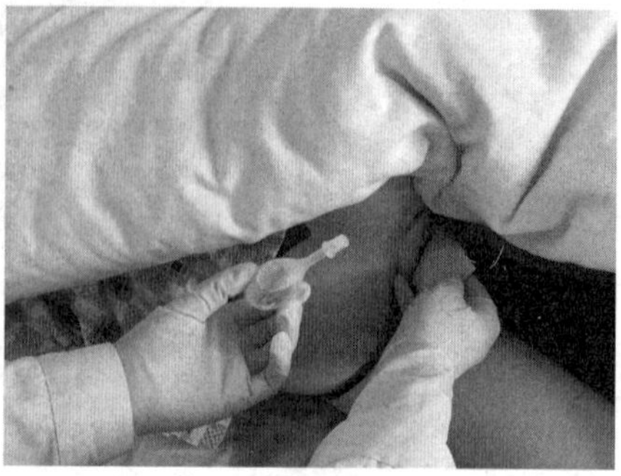<br>3. 挤压开塞露将药液全部挤入直肠内,退出开塞露药瓶;<br>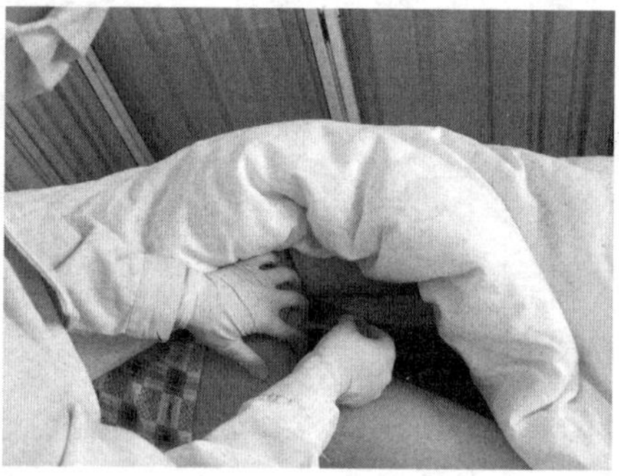<br>4. 用卫生纸擦净肛门,按压肛门,叮嘱中老年患者尽量保持 5～10min;<br>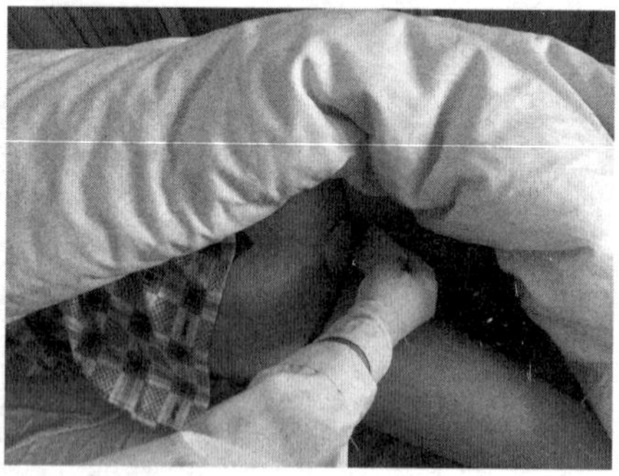</td></tr>
</table>

续表

| 程序 | 内容 | 操作步骤 |
| --- | --- | --- |
| 实施 | 操作 | 5. 整理用物：操作后撤去垫巾，协助中老年患者取舒适卧位，整理床单位；必要时，协助中老年患者排便；<br>6. 洗手，记录用药情况、用药后排便情况 |
| 评价 | 中老年患者感受 | 无不适 |
| | 环境 | 整洁 |
| | 物品 | 无污染，合理处置用物 |

### 注意事项：

(1) 检查开塞露开口处是否平整并润滑，避免造成肛周组织损伤。

(2) 操作前仔细询问，观察中老年患者有无痔疮、肛裂等情况。

(3) 操作时动作轻柔，及时沟通并观察，关爱中老年患者，防止发生意外。

(4) 挤入药液后，嘱中老年患者放松、深呼吸，保留 5～10min 后排便，排便时不宜过于用力，需耐心排便。

(5) 注意保暖，保护隐私。

## 四、更换造口袋

【目的】

(1) 维持中老年患者清洁卫生。

(2) 预防造瘘口感染。

(3) 增强患者信心。

【操作前准备】

(1) 评估中老年患者基本情况并解释。

(2) 中老年患者自身准备。

(3) 环境准备。

(4) 协助者(康复护理员)自身准备。

(5) 用物准备。

以一件式造口袋为例中，更换造口袋的内容和操作步骤见表 1-6。

**表 1-6 更换造口袋的内容和操作步骤**

| 程序 | 内容 | 操作步骤 |
| --- | --- | --- |
| 评估 | 环境评估 | 环境整洁、无异味 |
| | 中老年患者整体、局部评估 | 评估中老年患者的疾病、意识状况，以及大便和造瘘口情况 |

续表

| 程序 | 内 容 | 操作步骤 |
|---|---|---|
| 诊断 | 造口袋使用时间超过 3 天;造口袋底盘发白;造口袋内粪便超过 1/3;造口袋渗漏等情况 | 根据评估结果,需要为中老年患者更换造口袋 |
| 计划 | 更换造口袋 | 计划在患者清晨未进餐时或餐后 2h 为其更换清洁造口袋 |
| 实施 | 准备 | 1. 用物:清洁造口袋(一件式)、造口护肤粉、皮肤保护膜、造口测量尺、弯剪、手套、棉签、温水、小毛巾、湿纸巾、盆、卫生纸、便盆;<br>2. 护理员衣着整洁,洗净双手,戴好口罩 |
| | 操作器具 | 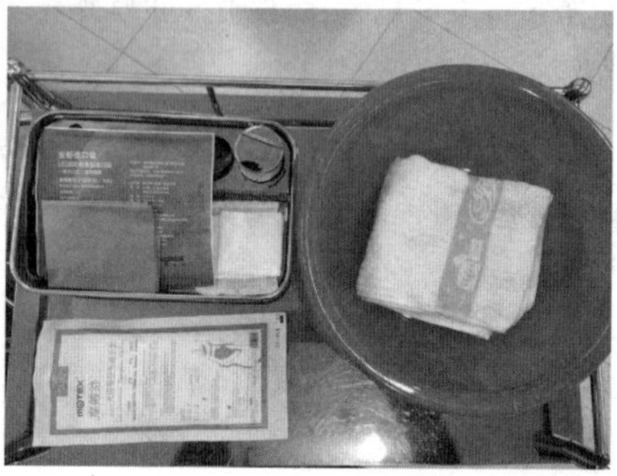 |
| | 解释并整理 | 沟通并解释操作目的,注意遮挡<br>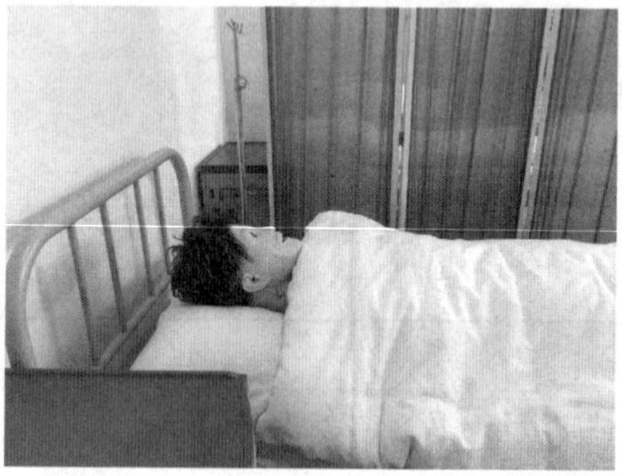 |

续表

<table>
<tr><th>程序</th><th>内　容</th><th>操作步骤</th></tr>
<tr><td>实施</td><td>操作</td><td>1. 皮肤检查:将垫巾垫于人工肛门处的身下,轻轻撕开造瘘口底盘,取下造口袋放于便盆中。<br>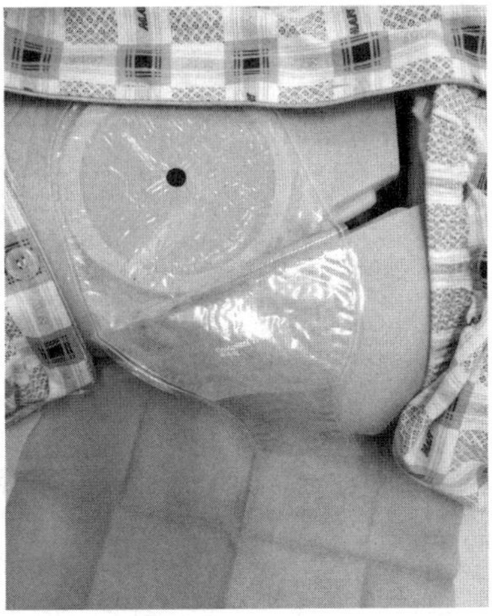<br>2. 检查人工肛门周围皮肤情况,如无异常,可用柔软纸巾轻拭干净,再用温热毛巾清洁局部皮肤、擦干。<br>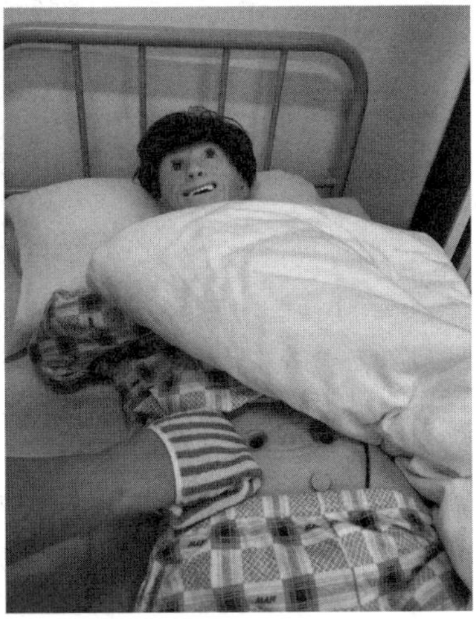<br>3. 使用造口测量尺测量造瘘口的长和宽。<br>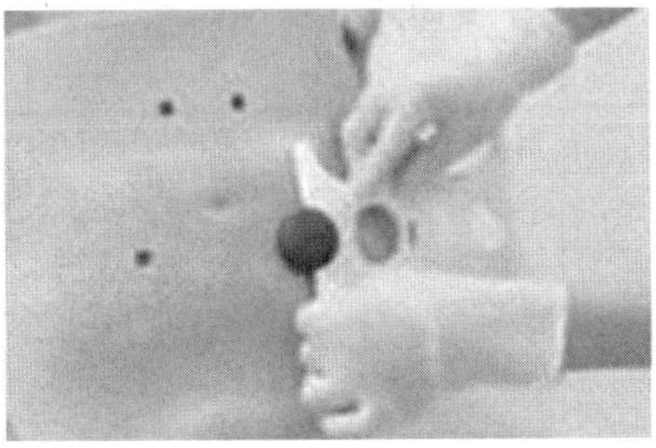</td></tr>
</table>

续表

| 程序 | 内　容 | 操作步骤 |
|---|---|---|
| 实施 | 操作 | 4. 根据测量值裁剪造口底盘，使底盘口比造瘘口大 1～2mm 为宜，剪好后备用。<br>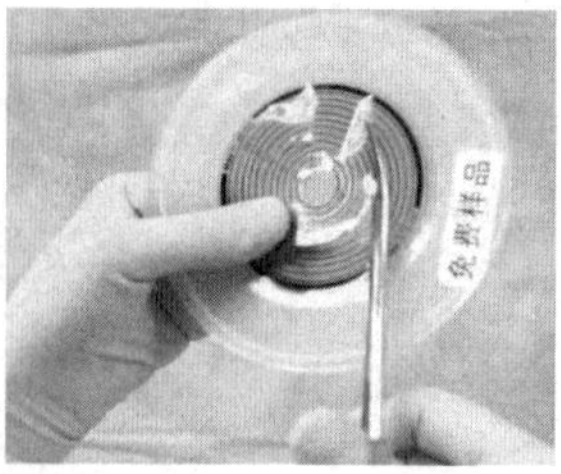<br><br>5. 均匀喷洒造口护肤粉于造口周围皮肤，并用棉签清扫多余护肤粉，以保护皮肤。<br>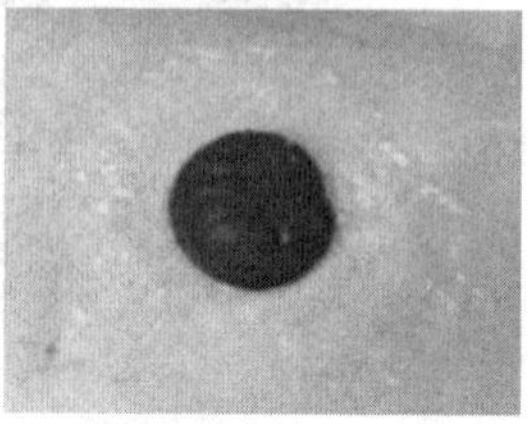 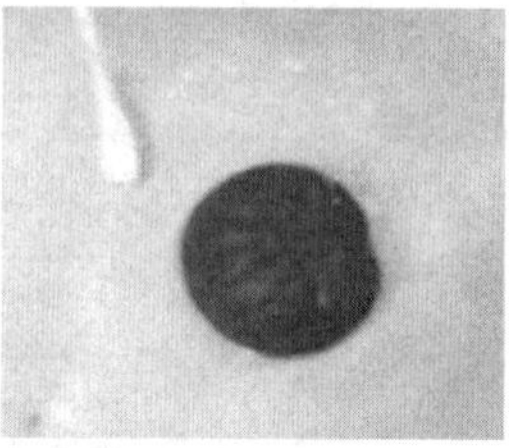<br>6. 用皮肤保护膜环形擦拭造口周围皮肤。<br>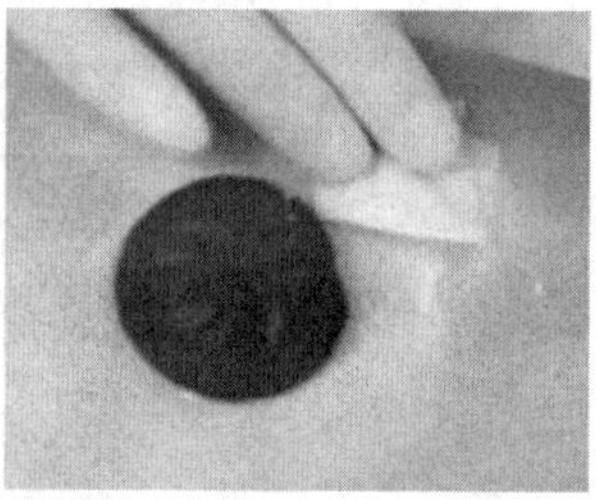<br>7. 连接造口底盘，从中心向外周轻轻按压以黏贴牢固。<br>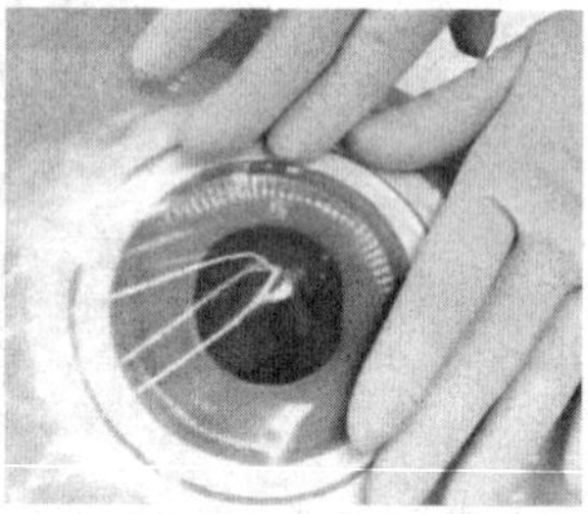<br>8. 封闭造口袋下口，然后向下牵拉确认牢固固定。<br>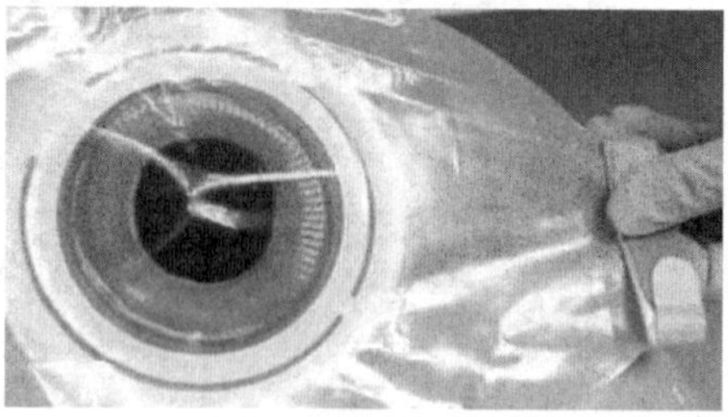 |

续表

| 程序 | 内　容 | 操作步骤 |
| --- | --- | --- |
| 实施 | 操作 | 9. 撤下垫巾、整理床单位；协助中老年患者取舒适卧位、并嘱咐老人需要保持卧位半小时再起床活动；<br>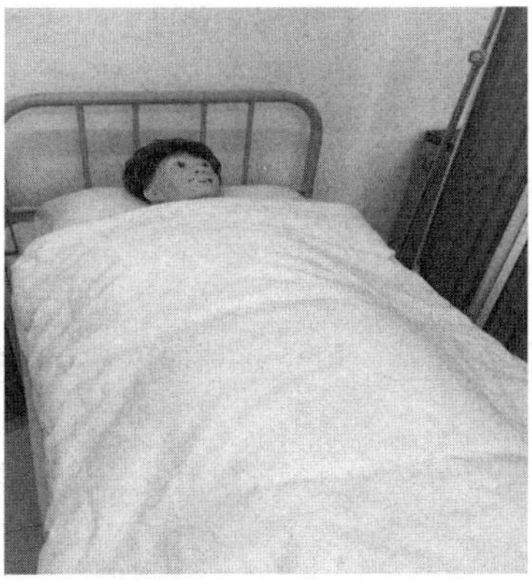<br>10. 洗手、记录 |
| 评价 | 中老年患者感受 | 无不适 |
| | 环境 | 整洁、无异味 |
| | 物品 | 无污染，合理处置用物 |

**注意事项：**

(1) 进餐 2h 内肠蠕动比较活跃，此时不宜更换造口袋。

(2) 操作过程中应注意保暖及保护隐私。

## 第三节　布置睡眠环境

随着年龄增长，人的睡眠效果会逐渐下降，睡眠时间会逐渐缩短，在掌握睡眠的相关知识，了解影响睡眠的因素后，可以根据中老年患者的睡眠特点调整其睡眠习惯，以使其获得充足的、高质量的睡眠。本节主要介绍通过布置睡眠环境来改善睡眠质量的方法。

布置睡眠环境的内容和操作步骤见表 1－7。

**表 1－7　布置睡眠环境的内容和操作步骤**

| 程序 | 内　容 | 操作步骤 |
| --- | --- | --- |
| 评估 | 环境评估 | 环境整洁，温、湿度适宜 |
| | 中老年患者评估 | 评估整体情况，如中老年患者的疾病、意识状况，以及局部情况，如睡眠情况、睡眠习惯 |
| 诊断 | 睡眠不良 | 根据评估结果，需要采取措施帮助中老年患者改善睡眠状况 |
| 计划 | 布置睡眠环境 | 计划在中老年患者入睡前为其布置舒适的睡眠环境 |

续表

| 程序 | 内　容 | 操作步骤 |
| --- | --- | --- |
| 实施 | 准备 | 1. 用物：记录单、笔；<br>2. 护理员应衣着整洁，事先查阅照护记录，了解中老年患者的睡眠状况 |
| | 解释并检查 | 1. 沟通：详细了解睡眠情况，嘱咐或协助中老年患者进行洗漱；<br>2. 检查床铺：清洁、干燥、平整；枕头拍至松软；棉被厚薄适宜，折于床尾或床对侧<br>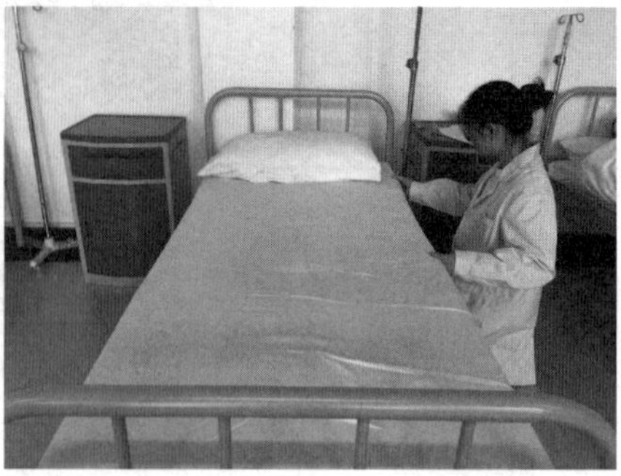 |
| | 操作 | 1. 调节环境：夏季为 22～24℃，冬季为 18～20℃，湿度为 50%～60%；<br>2. 协助中老年患者躺下，取舒适卧位，盖好棉被，询问冷暖，根据情况增减棉被，需要时拉起床挡；<br>3. 关闭大灯，开启地灯；<br>4. 轻关房门，离开房间 |
| 评价 | 中老年患者感受 | 无不适 |
| | 环境 | 整洁 |
| | 物品 | 合理放置 |

**注意事项：**

（1）沟通时态度诚恳、认真，多使用开放式询问。

（2）认真观察是否存在影响睡眠的因素，并采取措施去除影响因素。

（3）尊重中老年患者生活习惯，结合其特点，采取切实可行的措施。

（4）夜间加强巡视，如有异常尽早通知医护人员。

（5）如经了解后，发现影响中老年患者睡眠的因素中包括心理方面的问题，则应进行相应的心理疏导，严重者可以咨询专业的医生进行干预。

## 第四节　清洁照护

维持个体清洁卫生，对于中老年患者来说，不仅是基本的生理需求，同时也是保持自身舒适、促进健康、树立自信心的途径之一。本节主要介绍特殊口腔护理、床上擦浴两种实用的照护技能。

## 一、口腔护理

口腔具有摄取食物、消化、发音、感觉等重要功能。良好的口腔卫生习惯可促进机体的健康和舒适，口腔护理不当会导致食欲下降、营养物质消化和吸收不良、局部疼痛，甚至会影响个体的自尊心。正常情况下，每天保持刷牙习惯就可以保证口腔卫生，如果有一些特殊情况存在，就需要掌握特殊口腔护理方法进行口腔的护理，这里主要介绍特殊情况下的口腔护理操作方法。

对于高热、昏迷、危重、禁食、鼻饲、口腔疾患、术后及生活不能自理的中老年患者，应遵照医嘱给予特殊的口腔护理，一般每日 2～3 次。如果病情需要，应酌情增加次数。

【目的】

(1) 保持口腔清洁、湿润，预防口腔感染等并发症。

(2) 去除口腔异味，促进食欲，确保舒适。

(3) 评估口腔变化(如黏膜、舌苔及牙龈等)，提供病情动态变化的信息。

【操作前准备】

(1) 评估中老年患者基本情况并解释。

(2) 中老年患者自身准备。

(3) 环境准备，如房间宽敞、光线充足或有足够的照明。

(4) 协助者(康复护理员)自身准备。

(5) 用物准备。

口腔护理的内容和操作步骤见表 1－8。

**表 1－8 口腔护理的内容和操作步骤**

| 程序 | 内 容 | 操作步骤 |
| --- | --- | --- |
| 评估 | 环境评估 | 环境整洁、无异味 |
| | 中老年患者评估 | 1. 整体评估：中老年患者的疾病、意识状况，了解能否配合操作；<br>2. 局部评估：有无义齿、口腔黏膜完整性、有无出血点等 |
| 诊断 | 口腔异味、感染等 | 根据口腔评估结果，需要对中老年患者进行口腔护理 |
| 计划 | 口腔护理 | 计划 0.5h 后对中老年患者进行护理 |
| 实施 | 准备 | 1. 用物：口腔护理包(弯盘 2 个、镊子 2 把、棉球 18 颗左右、压舌板、垫巾)、手电筒、润唇膏、适宜的口腔护理溶液；<br>2. 护理员服装整洁，洗净双手 |
| | 操作器具 | 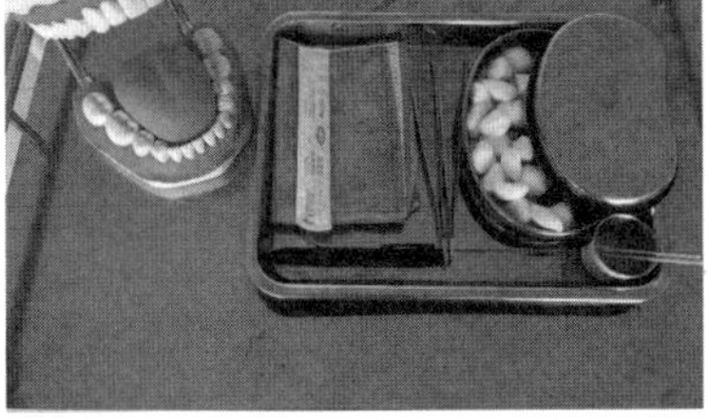 |

续表

<table>
<tr><th>程序</th><th>内　容</th><th>操作步骤</th></tr>
<tr><td rowspan="2">实施</td><td>解释并检查</td><td>1. 沟通并解释操作目的、配合方法，叮嘱中老年患者操作过程如有不适，可举手示意，不要讲话；<br>2. 采取的体位：中老年患者侧卧位或平卧位＋头偏向护理员一侧，垫巾垫于颌下及胸前，取一弯盘放于口角旁<br>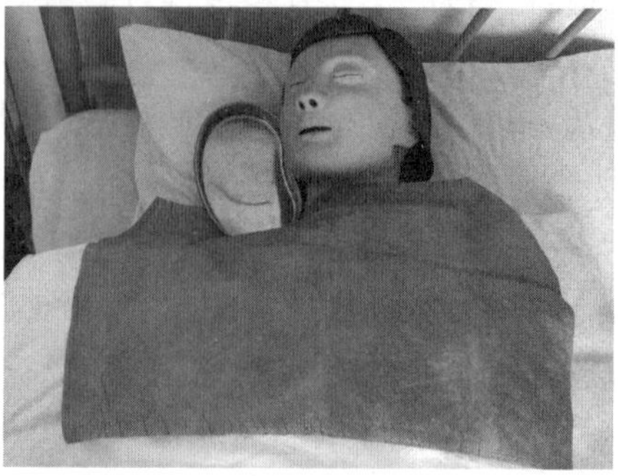</td></tr>
<tr><td>操作</td><td>1. 观察口腔：一手持压舌板伸入口腔向下压舌体，另一手持手电筒照射口腔，检查有无出血、感染、破溃等情况；<br>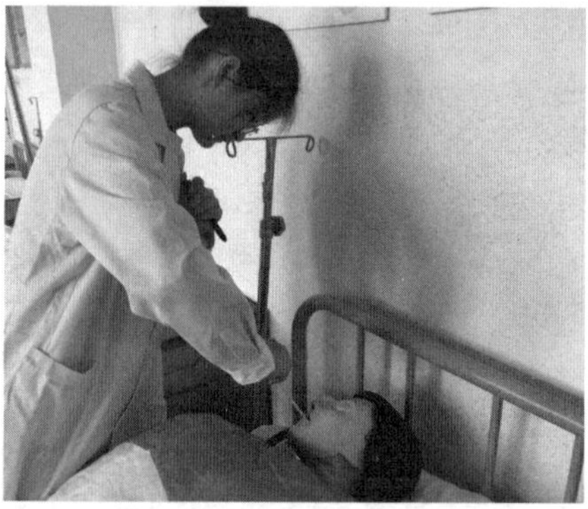<br>2. 清点棉球数量，选择合适的口腔护理溶液浸湿后放于另一弯盘；<br>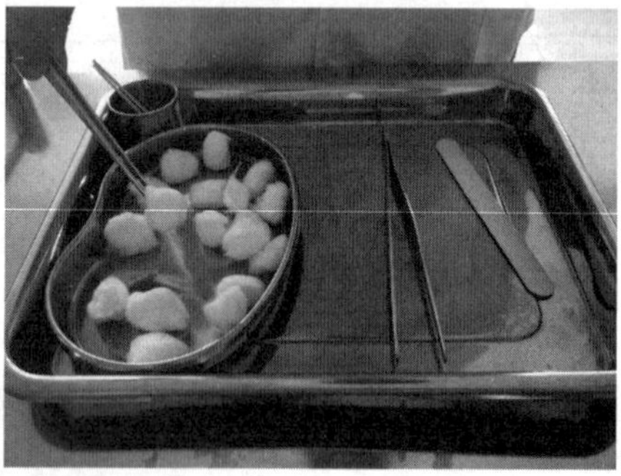<br>3. 清洁口腔：护理员双手各持一把镊子，夹取湿棉球绞干至不滴水，按以下顺序进行擦拭：口唇→（牙齿咬合）从上到下由臼齿向门齿擦拭远侧外面→同法擦拭近侧外面→（张口）远侧上内面→螺旋擦拭远侧上咬合面→远侧下内面→螺旋擦拭远侧下咬合面→远侧颊部弧形擦拭；</td></tr>
</table>

续表

<table>
<tr><th>程序</th><th>内　容</th><th>操作步骤</th></tr>
<tr><td>实施</td><td>操作</td><td>4. 近侧同法进行擦拭；<br>5. 擦拭上腭、舌面、舌下；<br>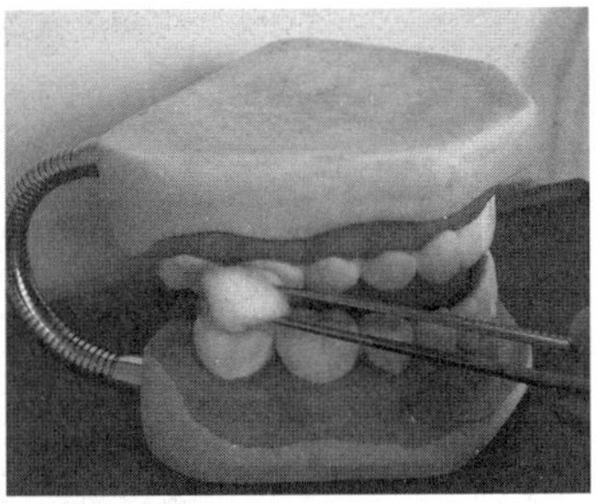<br>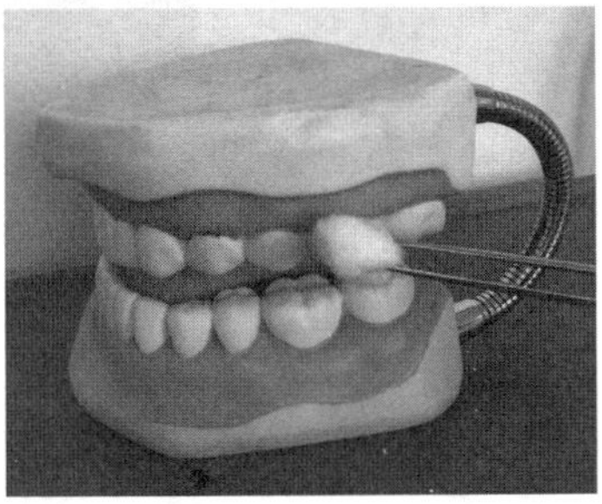<br>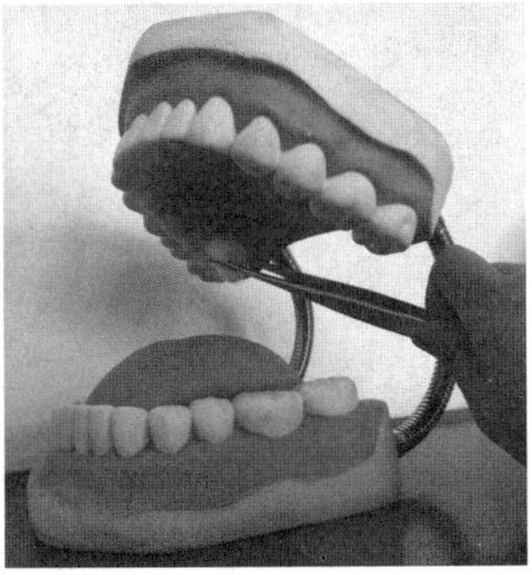<br>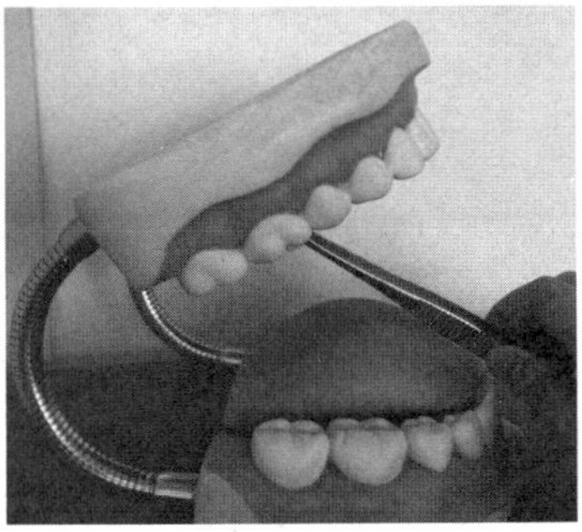</td></tr>
</table>

续表

<table>
<tr><th>程序</th><th>内　容</th><th>操作步骤</th></tr>
<tr><td rowspan="1">实施</td><td>操作</td><td>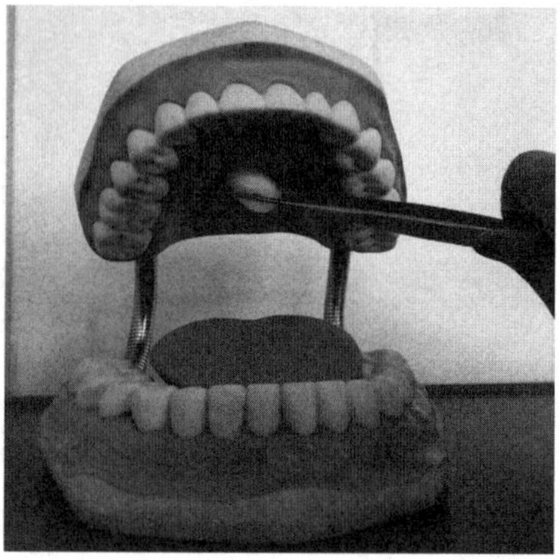<br>6. 整理用物：擦干患者口角，清点棉球数量，必要时擦润唇膏；撤下垫巾、整理床单位<br>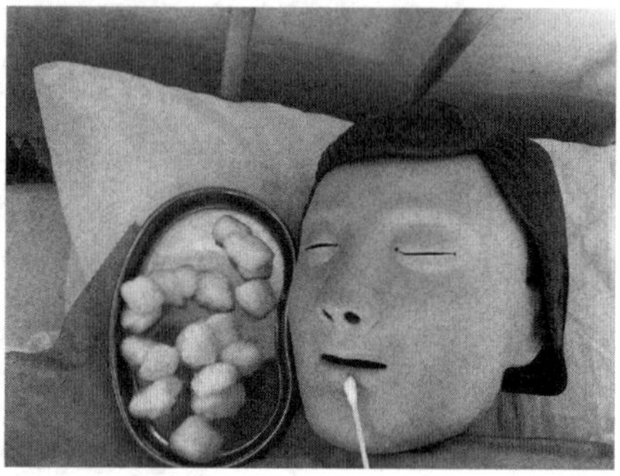</td></tr>
<tr><td rowspan="3">评价</td><td>中老年患者感受</td><td>无不适</td></tr>
<tr><td>环境</td><td>整洁</td></tr>
<tr><td>物品</td><td>摆放合理</td></tr>
</table>

## 注意事项：

（1）擦洗口腔时，一个部位用一颗棉球，棉球应拧至不滴水并且夹紧，防止掉落在口腔导致呛咳甚至窒息。

（2）操作时动作应轻柔，棉球包绕镊子（止血钳）头端，以免损伤口腔黏膜或牙龈。

（3）必要时使用张口器，如给植物人、昏迷患者等擦洗口腔时需使用张口器。

（4）有义齿者，应先取下义齿再进行口腔清洁，义齿需单独清洁。

## 二、床上擦浴

【目的】

(1) 促进皮肤血液循环,预防压疮、感染的发生。

(2) 促进身体放松,增加活动机会。

【操作前准备】

(1) 评估中老年患者基本情况并解释。

(2) 中老年患者自身准备。

(3) 环境准备。

(4) 协助者(康复护理员)自身准备。

(5) 用物准备。

床上擦浴的内容和操作步骤见表 1-9。

**表 1-9 床上擦浴的内容和操作步骤**

| 程序 | 内 容 | 操作步骤 |
|---|---|---|
| 评估 | 环境评估 | 环境整洁,温、湿度适宜,室温在 22℃以上 |
| | 中老年患者评估 | 1. 整体评估:中老年患者的疾病、意识状况,了解能否配合操作;<br>2. 局部评估:皮肤完整;是否需要排尿或排便,如有需要,叮嘱老人先按需排尿或排便 |
| 诊断 | 患者由于疾病等原因需要卧床,不能自主沐浴 | 根据评估结果,需要为中老年患者进行擦浴以保持清洁、促进血液循环 |
| 计划 | 擦浴 | 计划 0.5h 后为中老年患者进行床上擦浴 |
| 实施 | 准备 | 1. 用物:毛巾、浴巾等洗浴用品,脸盆内盛放 41~46℃温水;<br>2. 护理员服装整洁,洗净双手 |
| | 操作器具 | 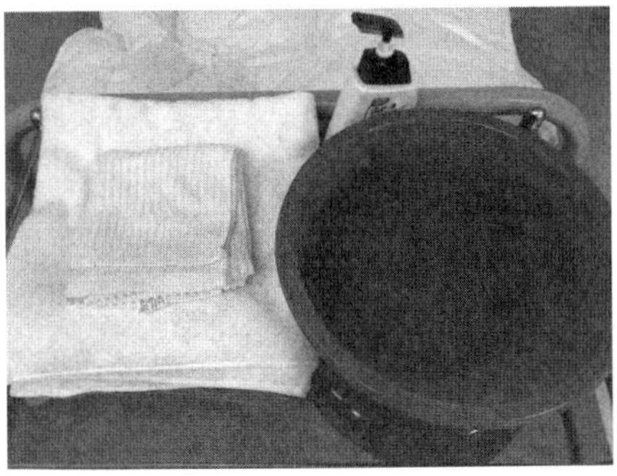 |

续表

| 程序 | 内　容 | 操作步骤 |
|---|---|---|
| 实施 | 解释并检查 | 1. 沟通并解释操作目的、方法和配合要点；<br>2. 拉床帘或使用屏风以保护中老年患者的隐私<br>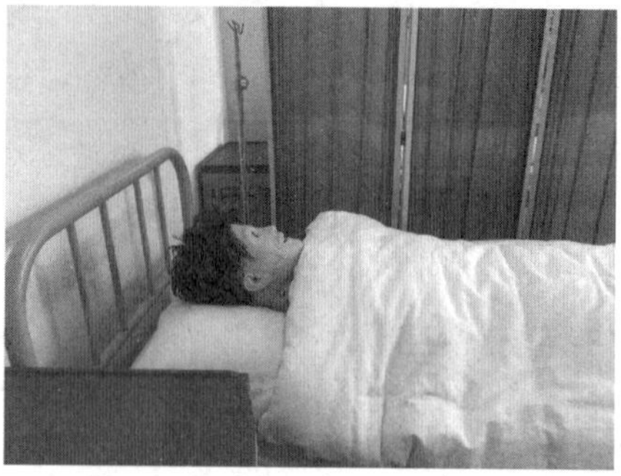 |
| | 操作 | 1. 盖浴巾：掀开盖被，用浴巾遮盖暴露部位。<br>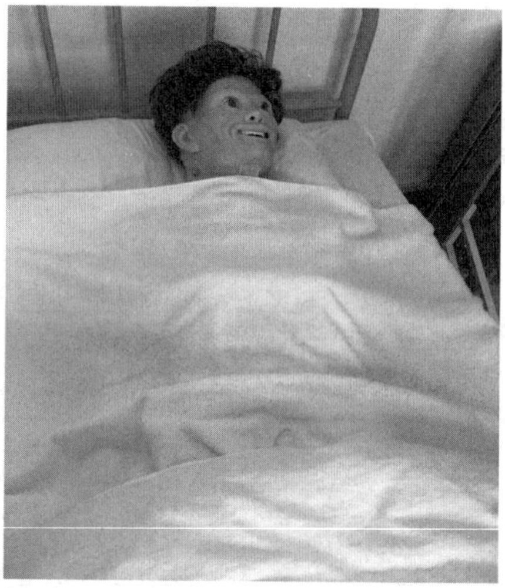<br>2. 擦浴方法：脱去衣裤，将大毛巾垫于擦拭部位下，小毛巾浸入温水或乙醇中，拧至半干，缠于手上呈手套状，按由上而下的方向进行擦浴，每个部位擦拭完毕后用大毛巾擦干。 |

续表

| 程序 | 内　容 | 操作步骤 |
| --- | --- | --- |
| 实施 | 操作 | 3. 擦浴顺序：<br>(1) 双上肢：中老年患者取仰卧位，从颈外侧→肩→肩上臂外侧→手背，再从侧胸→腋窝→上臂内侧→手心。<br>(2) 腰背部：中老年患者取侧卧位，从颈下肩部→臀部，擦拭完毕，穿好上衣。<br>(3) 双下肢：中老年患者取仰卧位，外侧为髂骨→下肢外侧→足背；内侧为腹股沟→下肢内侧→内踝；后侧为臀下→大腿后侧→腘窝→足跟。<br>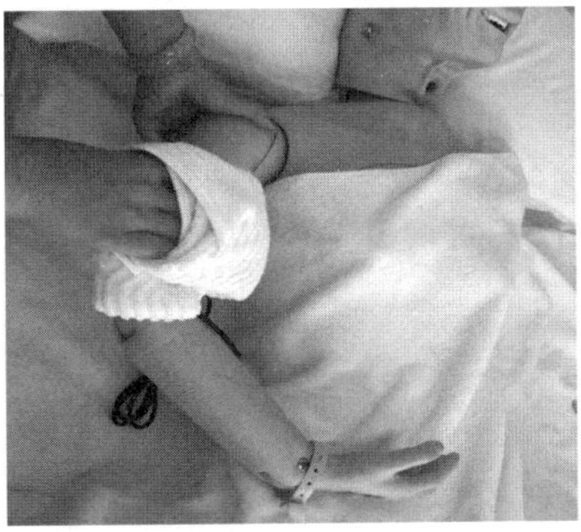<br>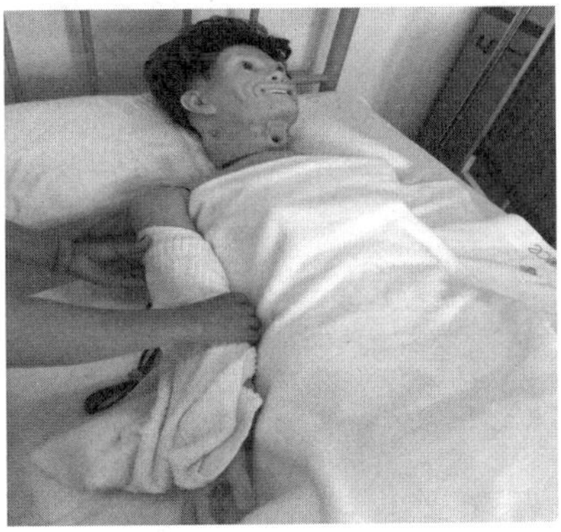<br>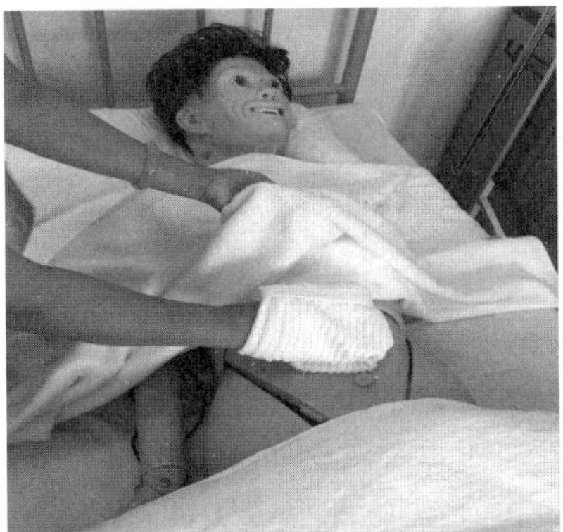 |

续表

| 程序 | 内　容 | 操作步骤 |
| --- | --- | --- |
| 实施 | 操作 | 4. 询问并观察其是否有寒战、面色苍白等异常情况。<br>5. 擦干后穿好衣裤，盖好被子，取舒适卧位。<br>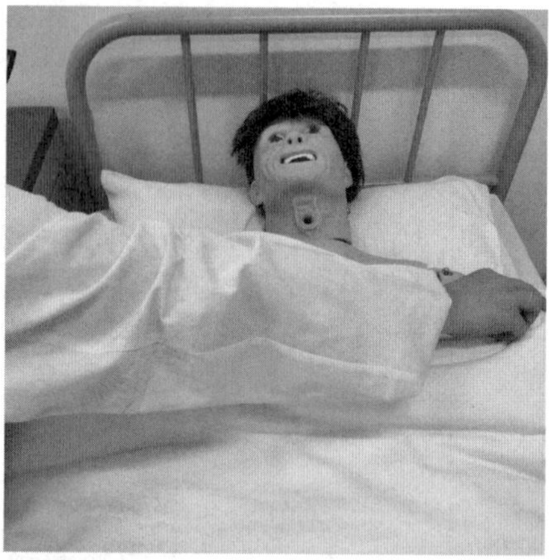<br>6. 整理床单位，拉开床帘或撤去屏风；处理用物。<br>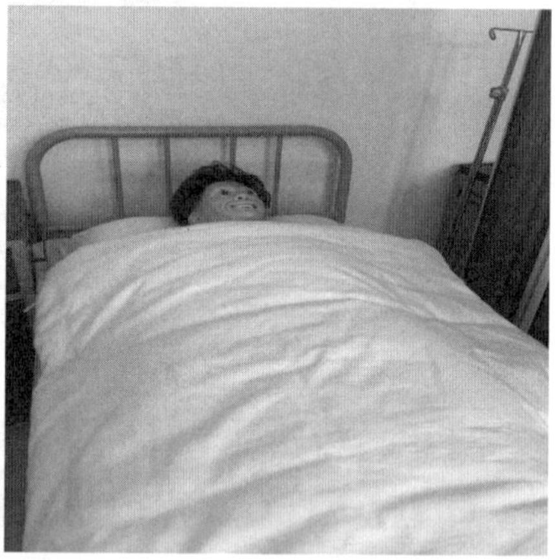<br>7. 洗手、记录 |
| 评价 | 中老年患者感受 | 无不适 |
| | 环境 | 整洁 |
| | 物品 | 用物放置合理，并正确处理用物 |

## 注意事项：

（1）擦浴过程中，注意观察局部皮肤情况及中老年患者的反应。

（2）禁忌部位：胸前区、腹部、后颈、足底。

（3）擦浴时，以轻拍擦拭方式进行，避免用摩擦的方式。

（4）擦浴过程应注意保护中老年患者的隐私，避免暴露过多，同时注意保暖及安全。

# 第二章　基础护理

**本章导读**　基础护理技术是护理的核心，是康复护理人员必须掌握的专项技能。本章主要介绍基础护理技术，包括简单给药方法、常用冷热疗法、初步消毒隔离方法和应急救护措施等。

## 第一节　给药护理技术

药物在预防、诊断和治疗疾病过程中起着重要作用。给药是临床最常用的一种治疗方法。根据药物本身的性质、治疗需要等方面的因素，应该选择不同的给药方法。常用的给药方法有吸入给药、舌下含服、直肠给药、肌内注射、皮下注射、口服、皮肤给药等。本节主要介绍吸入给药以及一些局部给药方法。

### 一、超声雾化吸入给药

【目的】

(1) 湿化气道。用于呼吸道湿化不足、痰液黏稠、气道不畅者。

(2) 祛痰镇咳。减轻呼吸道黏膜水肿，稀释痰液，帮助祛痰。

(3) 控制呼吸道感染。用于支气管扩张、肺炎、肺脓肿、肺结核等患者。

(4) 改善通气。解除支气管痉挛，保持呼吸道畅通。

【操作前准备】

(1) 评估中老年患者基本情况并解释。

(2) 中老年患者自身准备。

(3) 环境准备。

(4) 协助者(康复护理员)自身准备。

(5) 用物准备。

超声雾化吸入给药的内容和操作步骤见表 2－1。

**表 2－1　超声雾化吸入给药的内容和操作步骤**

| 程序 | 内　容 | 操作步骤 |
|---|---|---|
| 评估 | 环境评估 | 环境整洁，温、湿度适宜 |
| | 中老年患者评估 | 1. 整体评估：中老年患者的疾病、意识状况，了解能否配合操作；<br>2. 局部评估：有无咳嗽咳痰、呼吸不畅等情况 |

续表

| 程序 | 内　容 | 操作步骤 |
| --- | --- | --- |
| 诊断 | 患者有痰液黏稠、气道不畅、支气管痉挛、呼吸道感染等问题 | 根据评估结果，需要为中老年患者通过雾化吸入方式给药 |
| 计划 | 雾化吸入 | 计划 0.5h 后进行雾化吸入给药 |
| 实施 | 准备 | 1. 用物：超声雾化吸入器、冷蒸馏水、250～300mL 的雾化药液、量杯、注射器、垫巾、毛巾；<br>2. 护理员服装整洁，洗净双手 |
| | 操作器具 | 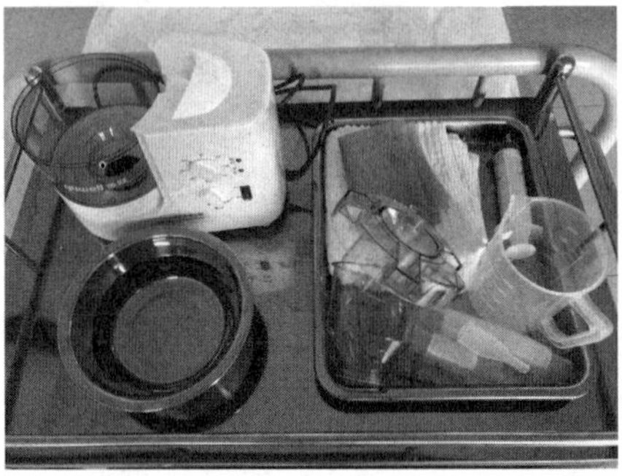 |
| | 解释并检查 | 1. 沟通并解释操作目的、配合方法；<br>2. 核对：核对姓名（反问）、药名、用法、用量、时间 |
| | 操作 | 1. 预热：连接好各部件后，向雾化器水槽加冷蒸馏水至浸没底部透声膜，将药液再次核对后加入药杯，盖紧水槽盖；接通电源，打开电源开关预热 3min。<br>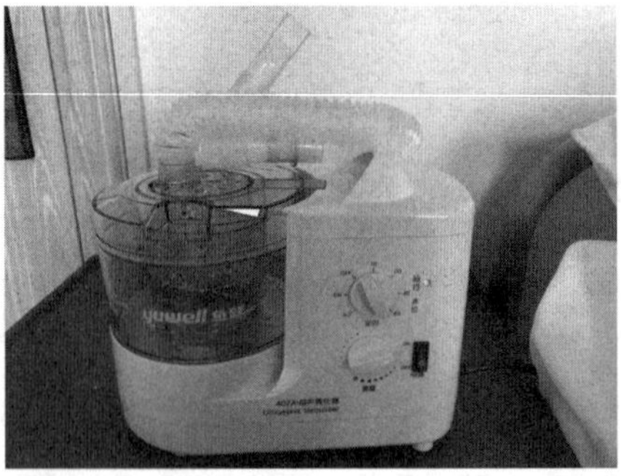 |

续表

| 程序 | 内 容 | 操作步骤 |
|---|---|---|
| 实施 | 操作 | 2. 体位：协助中老年患者取坐位或半坐位，将垫巾围于颌下。<br>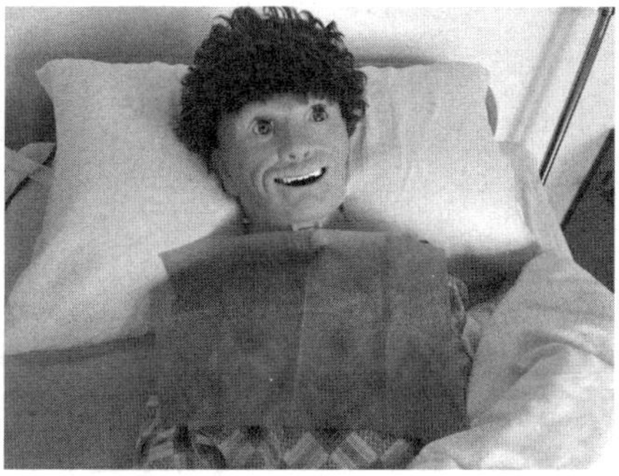<br>3. 雾化吸入：调整定时开关，时间为15～20min；将面罩罩于中老年患者口鼻部（或将口含嘴放于中老年患者口中），打开雾化开关，根据中老年患者耐受程度调整雾量，一般采用中挡雾量。<br>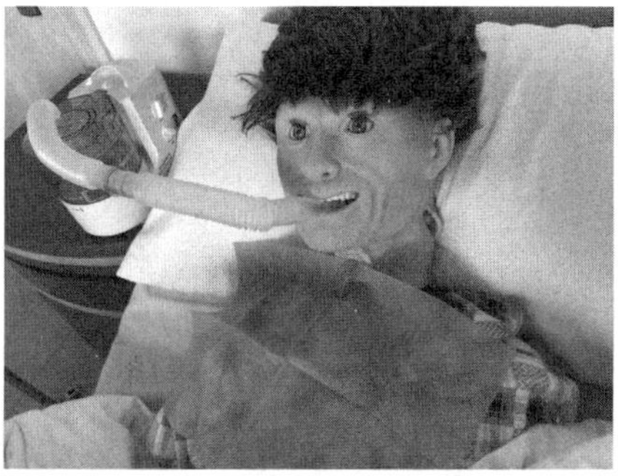<br>4. 呼吸方式：吸入过程中用面罩的，叮嘱中老年患者做深呼吸，吸气后屏气1～2s，呼气时拿开面罩，如此反复；用口含嘴的，叮嘱中老年患者用口深吸气，吸气后屏气1～2s，用鼻呼气，以这样的方式提高药物利用率。吸入过程中应注意观察中老年患者的反应。<br>5. 吸入完毕：取下面罩或口含嘴，先关雾化开关，再关电源开关；协助中老年患者漱口，如有痰时应协助排出，用毛巾擦净面部。<br>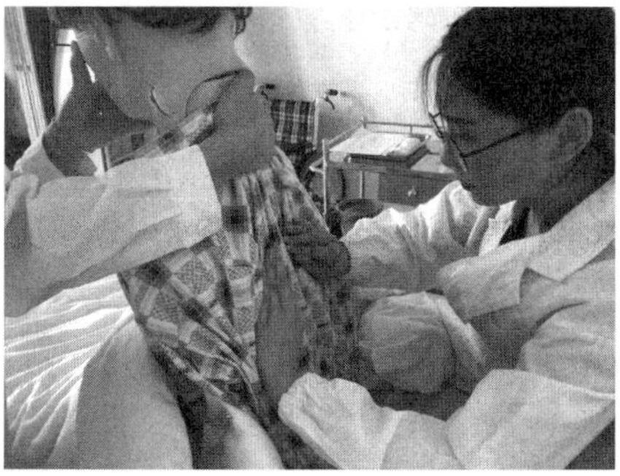 |

续表

| 程序 | 内　容 | 操作步骤 |
|---|---|---|
| 实施 | 操作 | 6. 整理用物：协助中老年患者取舒适卧位，整理床单位；清洗雾化器连接管等部件并消毒；洗手并记录<br>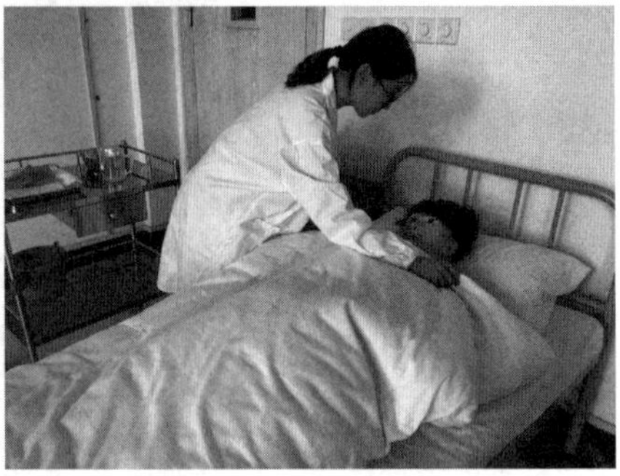 |
| 评价 | 中老年患者感受 | 无不适 |
| | 环境 | 整洁 |
| | 物品 | 用物摆放合理 |

**注意事项：**

(1) 严格执行查对制度。

(2) 面罩(口含嘴)、连接管路应专人专用。

(3) 水槽无水时不可开机，以免损坏机器；水槽不可加温水或热水，如水槽水温上升，应关机或更换冷蒸馏水。

(4) 连续使用超声雾化吸入给药时，两次吸入时间需间隔约 30min。

(5) 中老年患者有痰时，可采取叩背法等协助其排痰。

## 二、氧气雾化吸入给药

【目的】

同"超声雾化吸入给药"的目的。

【操作前准备】

(1) 评估中老年患者基本情况并解释。

(2) 中老年患者自身准备。

(3) 环境准备。

(4) 协助者(康复护理员)自身准备。

(5) 用物准备。

氧气雾化吸入给药的内容和操作步骤见表 2－2。

**表 2－2 氧气雾化吸入给药的内容和操作步骤**

| 程序 | 内容 | 操作步骤 |
|---|---|---|
| 评估 | 环境评估 | 环境整洁，温、湿度适宜 |
| | 中老年患者评估 | 1. 整体评估：中老年患者的疾病、意识状况，了解能否配合操作；<br>2. 局部评估：有无咳嗽咳痰、呼吸不畅等情况 |
| 诊断 | 患者有痰液黏稠、气道不畅、支气管痉挛、呼吸道感染等问题 | 根据评估结果，需要为中老年患者通过氧气雾化吸入的方式给药 |
| 计划 | 氧气吸入 | 计划 0.5h 后进行氧气雾化吸入给药 |
| 实施 | 准备 | 1. 用物：供氧装置、雾化吸入器，雾化药液、注射器、垫巾、毛巾；<br>2. 护理员服装整洁，洗净双手 |
| | 解释并检查 | 1. 沟通并解释操作目的、配合方法；<br>2. 核对：核对姓名（反问）、药名、用法、用量、时间 |
| | 操作 | 1. 加药：连接好各部件后，将药液再次核对后加入雾化器药杯，将雾化器连接至供氧装置，调节氧流量为 6～8L/min，氧气湿化瓶不要放水。<br>2. 体位：协助中老年患者取坐位或半坐位，将垫巾围于颌下。<br>3. 雾化吸入：调整定时开关，时间为 15～20min；将面罩罩于中老年患者口鼻部（或将口含嘴放于中老年患者口中），根据中老年患者耐受程度调整雾量。<br>4. 呼吸方式：吸入过程中用面罩的，叮嘱中老年患者做深呼吸，吸气后屏气 1～2s，呼气时拿开面罩，如此反复；用口含嘴的，叮嘱中老年患者用口深吸气，吸气后屏气 1～2s，用鼻呼气，以这样的方式提高药物利用率。吸入过程中应注意观察中老年患者的反应。<br>5. 吸入完毕：取下面罩或口含嘴，关闭氧源；协助中老年患者漱口，如有痰时应协助排出，用毛巾擦净面部。<br>6. 整理用物：协助中老年患者取舒适卧位，整理床单位；雾化器连接管等部件清洗并消毒；洗手并记录 |
| 评价 | 中老年患者感受 | 无不适 |
| | 环境 | 整洁 |
| | 物品 | 用物摆放合理 |

**注意事项：**

（1）严格执行查对制度。

（2）面罩（口含嘴）、连接管路应专人专用。

（3）用氧过程注意安全，做到“四防”：防火、防热、防油、防震。

（4）中老年患者有痰时，可采取叩背法等协助其排痰。

（5）吸入过程如有异常情况，应立即停止。

## 三、滴眼药水

滴眼药水的内容和操作步骤见表 2 - 3。

**表 2 - 3 滴眼药水的内容和操作步骤**

| 程序 | 内　容 | 操作步骤 |
|---|---|---|
| 评估 | 环境评估 | 环境整洁,温、湿度适宜 |
| | 中老年患者评估 | 1. 整体评估:中老年患者的疾病、意识状况,了解能否配合操作;<br>2. 局部评估:眼部情况 |
| 诊断 | 患者有眼睛干涩、炎症等问题 | 根据评估结果,需要为中老年患者滴眼药水缓解症状 |
| 计划 | 滴眼药水 | 计划 0.5h 后为中老年患者滴眼药水 |
| 实施 | 准备 | 1. 用物:给药单、眼药水、纸巾、棉签、污物杯;<br>2. 护理员服装整洁,洗净双手 |
| | 操作器具 | 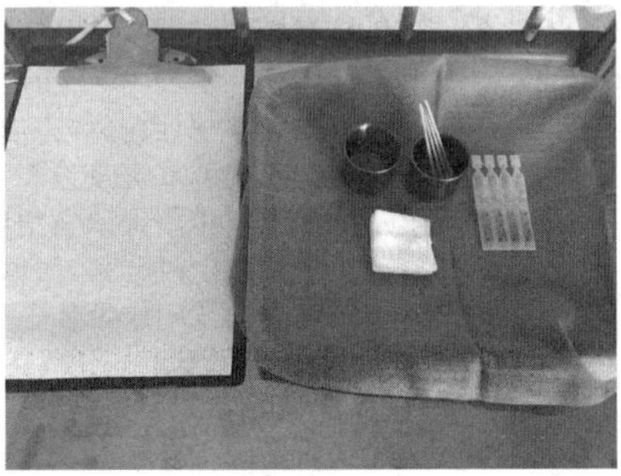 |
| | 解释并检查 | 1. 沟通并解释操作目的;<br>2. 核对:仔细核对姓名(反问)、药名、用法、用量、时间,确认用药部位(左眼、右眼、双眼) |
| | 操作 | 1. 体位:协助中老年患者取坐位或仰卧位,头略后仰。<br>2. 清洁眼部:用棉签擦净眼部分泌物。<br>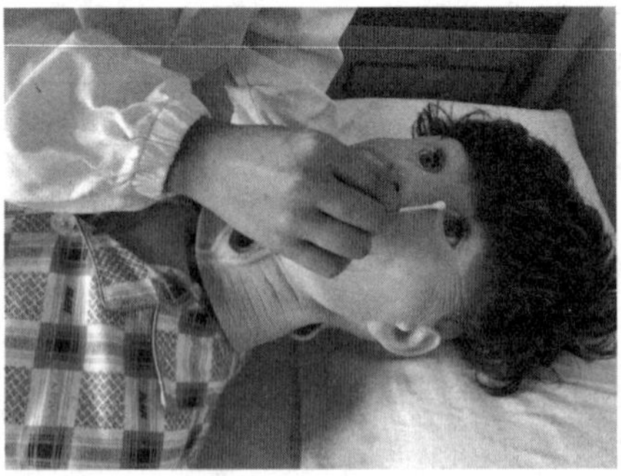 |

续表

| 程序 | 内　容 | 操作步骤 |
|---|---|---|
| 实施 | 操作 | 3. 打开药瓶，瓶盖侧放或瓶盖口向上放置于干净纸巾上。<br>4. 悬滴药液：护理员用干净棉签向下轻拉中老年患者下眼睑并固定；摇匀药水瓶，距眼 2～3cm 将 1～2 滴眼药水滴入眼下结膜内，轻提上眼睑，使结膜囊内充盈药液。<br>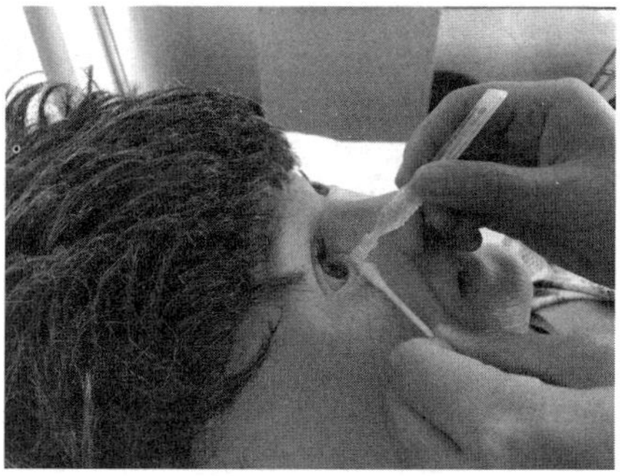<br>5. 叮嘱中老年患者闭眼休息片刻并转动眼球，以利于药液均匀分布；用棉签或纸巾擦净中老年患者眼角溢出的药液。<br>6. 整理用物：协助中老年患者取舒适卧位，整理床单位；洗手并记录 |
| 评价 | 中老年患者感受 | 无不适 |
| | 环境 | 整洁 |
| | 物品 | 合理处理污物 |

## 四、使用眼药膏

使用眼药膏的内容和操作步骤见表 2－4。

**表 2－4　使用眼药膏的内容和操作步骤**

| 程序 | 内　容 | 操作步骤 |
|---|---|---|
| 评估 | 环境评估 | 环境整洁，温、湿度适宜 |
| | 中老年患者评估 | 1. 整体评估：中老年患者的疾病、意识状况，了解能否配合操作；<br>2. 局部评估：眼部情况 |
| 诊断 | 患者有眼睛干涩、炎症等问题 | 根据评估结果，需要为中老年患者使用眼药膏缓解症状 |
| 计划 | 用眼药膏 | 计划 0.5h 后使用眼药膏 |
| 实施 | 准备 | 1. 用物：给药单、眼药膏、纸巾、棉签、污物杯；<br>2. 护理员服装整洁，洗净双手 |

续表

| 程序 | 内　容 | 操作步骤 |
| --- | --- | --- |
| 实施 | 操作器具 | 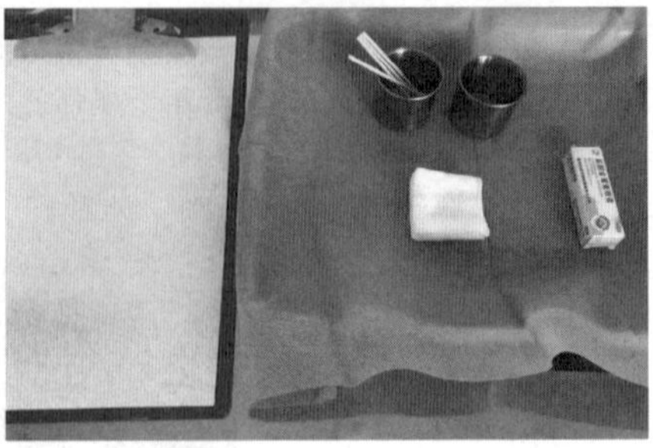 |
| | 解释并检查 | 1. 沟通并解释操作目的；<br>2. 核对：核对姓名(反问)、药名、用法、用量、时间，确认用药部位(左眼、右眼、双眼) |
| | 操作 | 1. 体位：协助中老年患者取坐位或仰卧位，头略后仰。<br>2. 清洁眼部：用棉签擦净患者眼部分泌物。<br>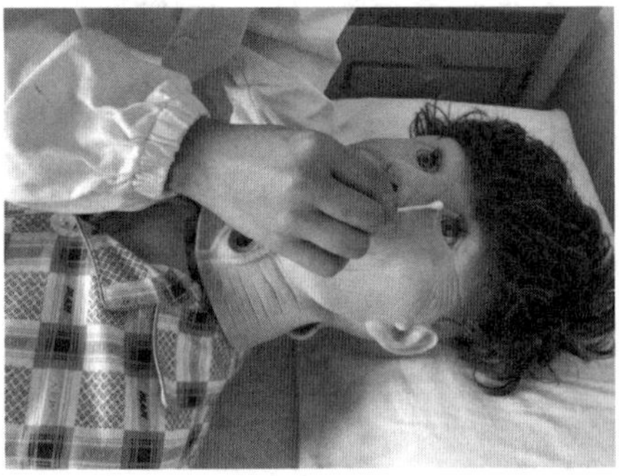<br>3. 打开药膏，瓶盖侧放或瓶盖口向上放置于干净纸巾上。<br>4. 上眼药膏：护理员用干净棉签向下轻拉中老年患者下眼睑并固定；沿外眼角向内眼角的方向，将眼药膏平挤在下睑结膜与眼球结膜交界处，约 1cm 长度，最后以旋转方式离断膏体。<br>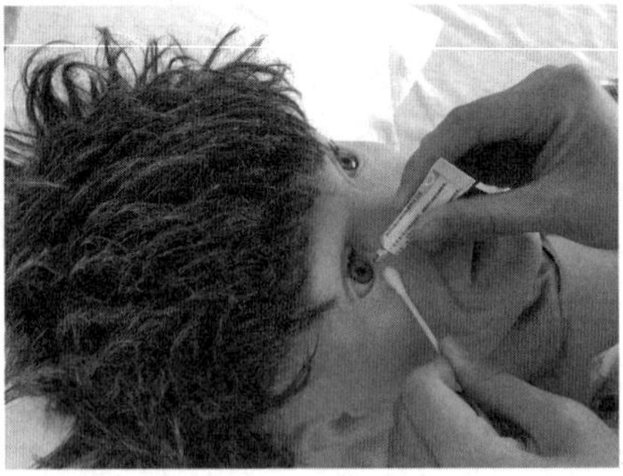 |

续表

| 程序 | 内　容 | 操作步骤 |
|---|---|---|
| 实施 | 操作 | 5. 叮嘱中老年患者闭眼并转动眼球，以利于吸收；用棉签或纸巾擦净中老年患者眼角溢出的药液。<br>6. 整理用物：协助中老年患者取舒适卧位，整理床单位；洗手并记录 |
| 评价 | 中老年患者感受 | 无不适 |
| | 环境 | 整洁 |
| | 物品 | 合理处理污物 |

**注意事项：**

（1）使用滴眼液前应先混匀药液。

（2）白天宜使用滴眼液，晚上可用眼药膏涂敷。

## 五、使用滴鼻剂

使用滴鼻剂的内容和操作步骤见表 2－5。

**表 2－5　使用滴鼻剂的内容和操作步骤**

| 程序 | 内　容 | 操作步骤 |
|---|---|---|
| 评估 | 环境评估 | 环境整洁，温、湿度适宜 |
| | 中老年患者评估 | 1. 整体评估：中老年患者的疾病、意识状况，了解能否配合操作；<br>2. 局部评估：鼻腔情况 |
| 诊断 | 患者有鼻塞、鼻炎、鼻黏膜干燥等问题 | 根据评估结果，需要使用滴鼻剂缓解症状 |
| 计划 | 用滴鼻剂 | 计划 0.5h 后使用滴鼻剂 |
| 实施 | 准备 | 1. 用物：给药单、滴鼻剂、纸巾、棉签、污物杯；<br>2. 护理员着装整洁，洗净双手 |
| | 操作器具 | 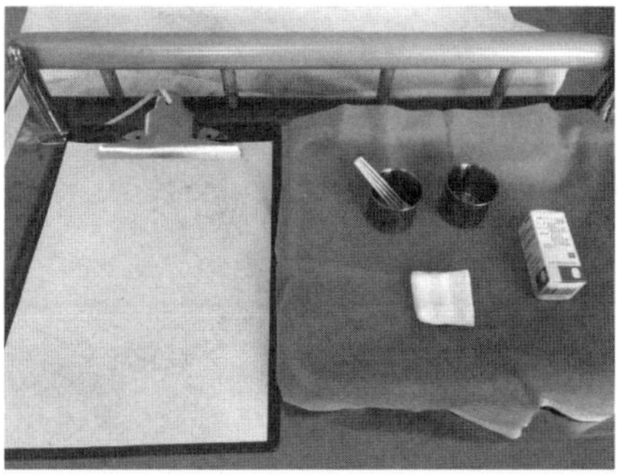 |
| | 解释并检查 | 1. 沟通并解释操作目的；<br>2. 核对：核对姓名（反问）、药名、用法、用量、时间，确认用药部位（左鼻腔、右鼻腔、双侧鼻腔） |

续表

| 程序 | 内　容 | 操作步骤 |
| --- | --- | --- |
| 实施 | 操作 | 1. 体位:协助中老年患者取坐位或仰卧位,头向后仰。<br>2. 清洁鼻腔:用棉签擦净鼻腔分泌物。<br>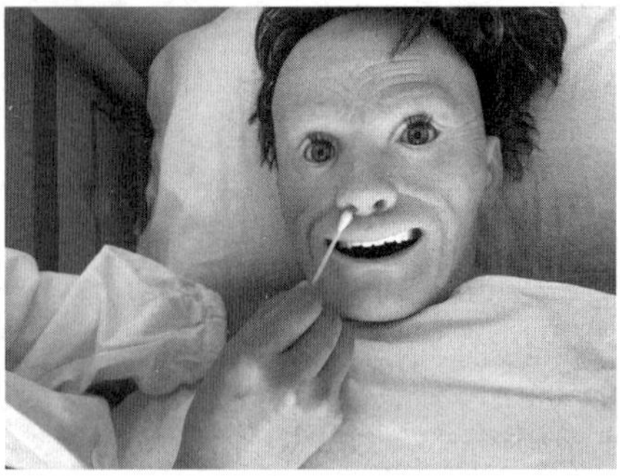<br>3. 打开药瓶,瓶盖侧放或瓶盖口向上放置于干净纸巾上。<br>4. 滴入药液:叮嘱中老年患者先吸气,然后滴入药液 2～3 滴,药瓶瓶口不可碰到鼻黏膜。<br>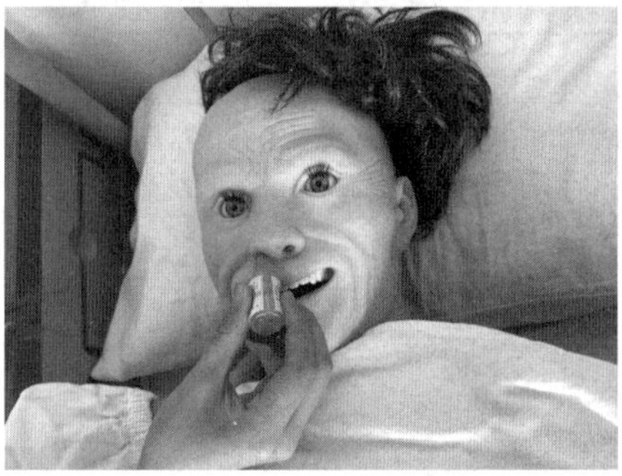<br>5. 滴完后,轻轻按揉鼻翼两侧,使药液均匀吸收;保持仰卧位(或头后仰)1～2min。<br>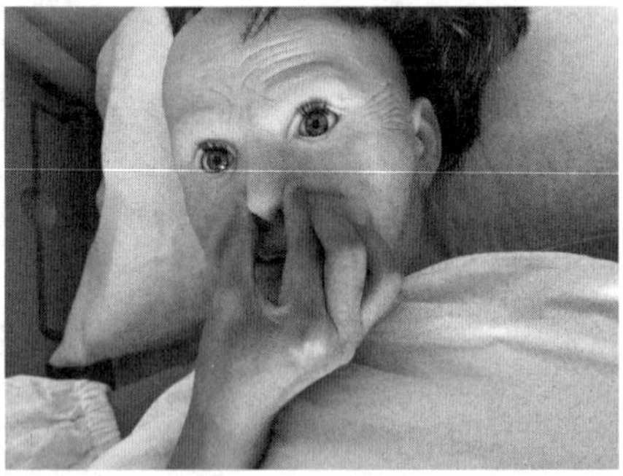<br>6. 整理用物:协助中老年患者取舒适卧位,整理床单位;洗手并记录 |

续表

| 程序 | 内　容 | 操作步骤 |
| --- | --- | --- |
| 评价 | 中老年患者感受 | 无不适 |
| | 环境 | 整洁 |
| | 物品 | 合理处理污物 |

## 注意事项：

(1) 如果中老年患者鼻腔有干痂，应先用温盐水清洗浸泡，待干痂变软后取出，再滴入药液。

(2)如果药液流入口腔，可叮嘱中老年患者吐出药液。

## 六、使用滴耳剂

使用滴耳剂的内容和操作步骤见表 2－6。

**表 2－6　使用滴耳剂的内容和操作步骤**

| 程序 | 内　容 | 操作步骤 |
| --- | --- | --- |
| 评估 | 环境评估 | 环境整洁，温、湿度适宜 |
| | 中老年患者评估 | 1. 整体评估：中老年患者的疾病、意识状况，了解能否配合操作；<br>2. 局部评估：耳朵情况 |
| 诊断 | 患者有耳道感染、耳道疾患等问题 | 根据评估结果，需要使用滴耳剂缓解症状 |
| 计划 | 用滴耳剂 | 计划 0.5h 后使用滴耳剂 |
| 实施 | 准备 | 1. 用物：给药单、滴耳剂、纸巾、棉签、污物杯；<br>2. 护理员服装整洁，洗净双手 |
| | 操作器具 | 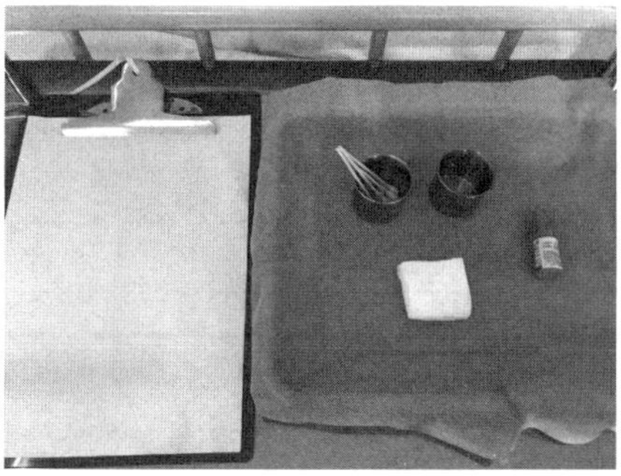 |
| | 解释并检查 | 1. 沟通并解释操作目的；<br>2. 核对：核对姓名(反问)、药名、用法、用量、时间，确认用药部位(左耳、右耳、双耳) |

续表

| 程序 | 内容 | 操作步骤 |
| --- | --- | --- |
| 实施 | 操作 | 1. 体位：协助中老年患者取坐位或仰卧位+头偏向一侧，患耳在上，健侧耳在下。<br>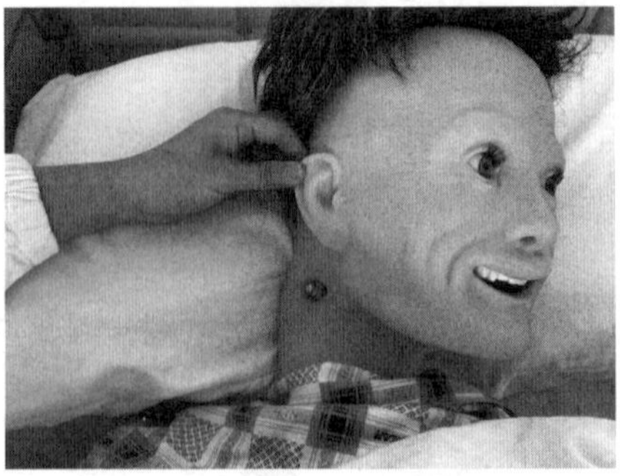<br>2. 清洁：用棉签擦净耳道内分泌物；打开药瓶，瓶盖侧放或瓶盖口向上放置于干净纸巾上。<br>3. 滴入药液：护理员一手将中老年患者耳郭向后上方轻轻牵拉，使耳道变直，另一手持药瓶，掌根轻置于耳旁将5～10滴（遵医嘱）药液沿着耳道后壁滴入耳道内。<br>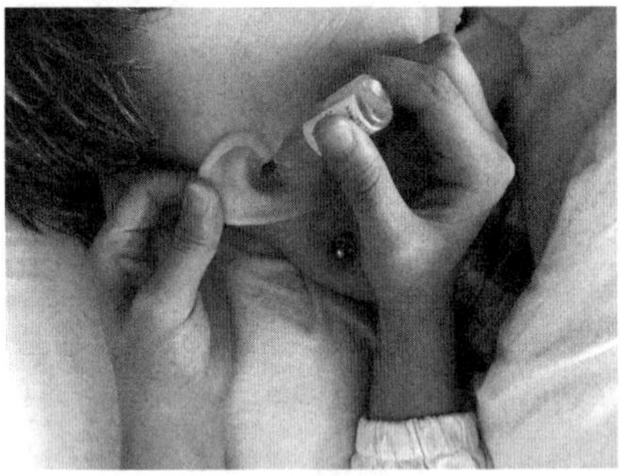<br>4. 滴完后，轻轻压住中老年患者耳屏，使药液充分进入中耳，用棉球塞入外耳道，避免药液流出。<br>5. 整理用物：协助中老年患者取舒适卧位，整理床单位；洗手并记录 |
| 评价 | 中老年患者感受 | 无不适 |
| | 环境 | 整洁 |
| | 物品 | 合理处理污物 |

**注意事项：**

（1）中老年患者耳聋、耳道不通或耳膜穿孔时，不应使用滴耳剂。

（2）滴药后叮嘱中老年患者保持原体位1～2min，以利于药液吸收。

## 第二节　冷热护理技术

冷热疗法是利用低于或高于人体温度的物理因子作用于人体表面，以达到止血、镇痛、消炎、降温和增进舒适度的作用，是临床常用的物理治疗方法。本节介绍几种实用的冷疗法和热疗法。

### 一、测量体温

【目的】

(1) 判断体温是否异常，监测体温变化。

(2) 协助诊断，为预防、治疗、康复和护理提供依据。

【操作前准备】

(1) 评估中老年患者基本情况并解释。

(2) 中老年患者自身准备。

(3) 环境准备。

(4) 协助者(康复护理员)自身准备。

(5) 用物准备。

测量体温的内容和操作步骤见表 2-7。

**表 2-7　测量体温的内容和操作步骤**

| 程序 | 内　容 | 操作步骤 |
|---|---|---|
| 评估 | 环境评估 | 环境整洁，温、湿度适宜 |
| | 中老年患者评估 | 1. 整体评估：中老年患者的疾病、意识状况，了解能否配合操作；<br>2. 局部评估：腋下皮肤、出汗情况、口腔情况 |
| 诊断 | 患者有发热、发冷或其他不适 | 根据评估结果，需要为中老年患者测量体温 |
| 计划 | 测量体温 | 计划 0.5h 后测量体温 |
| 实施 | 准备 | 1. 用物：已消毒的体温计(刻度在 35℃以下)、盛放测温后体温计的容器、计时器、纸巾(纱布)、体温记录单(若测肛温，需另备润滑液、棉签、卫生纸)；<br>2. 护理员着装整洁，洗净双手 |
| | 操作器具 | 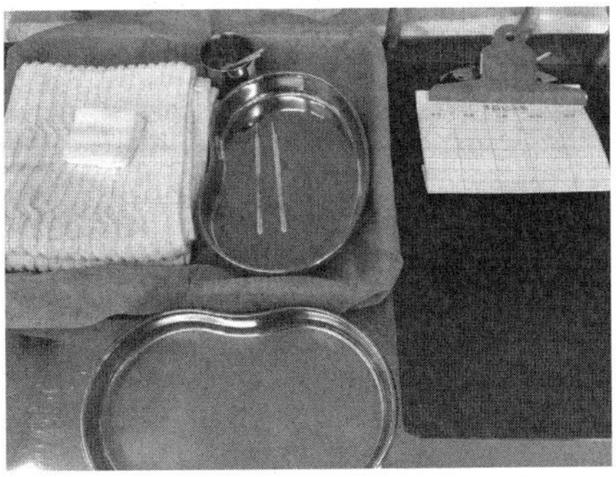 |

续表

| 程序 | 内　容 | 操作步骤 |
| --- | --- | --- |
| 实施 | 解释并检查 | 沟通并解释操作目的，核对床号、姓名 |
| | 操作 | 1. 口温测量：<br>部位：体温计(口温表)水银端斜放于舌下热窝(舌系带两侧)；<br>方法：闭口、勿咬，用鼻呼吸；<br>时间：3min。<br>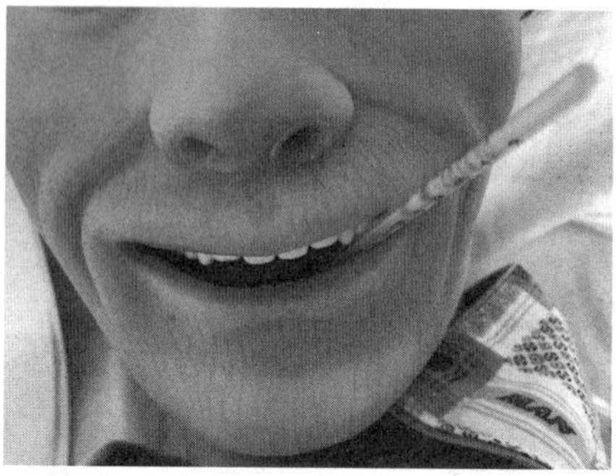<br>2. 腋温测量：<br>部位：体温计水银端放于腋窝正中；<br>方法：擦干腋窝汗液，体温计紧贴皮肤，屈臂过胸，夹紧；<br>时间：10min。<br>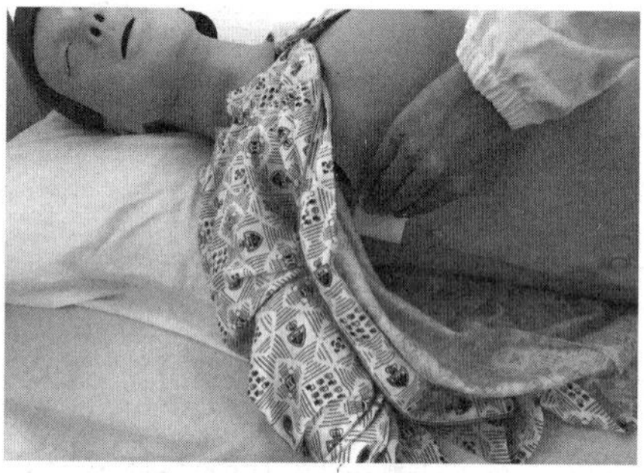<br>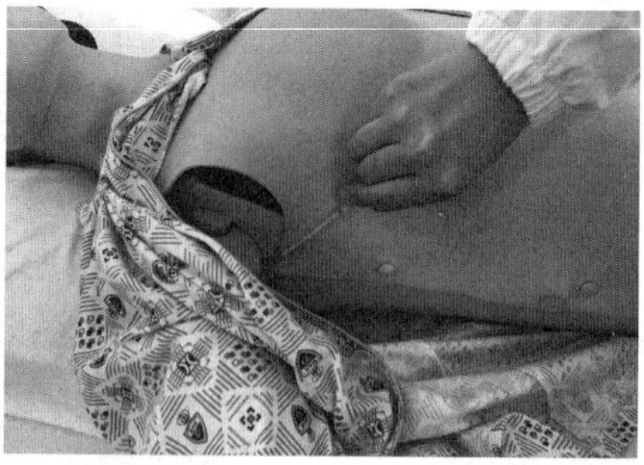 |

续表

| 程序 | 内　容 | 操作步骤 |
|---|---|---|
| 实施 | 操作 | 3. 肛温测量：<br>体位：侧卧、俯卧、屈膝仰卧位，暴露测量部位；<br>方法：润滑体温计（肛温表）水银端，插入肛门 3～4cm；<br>时间：3min。<br>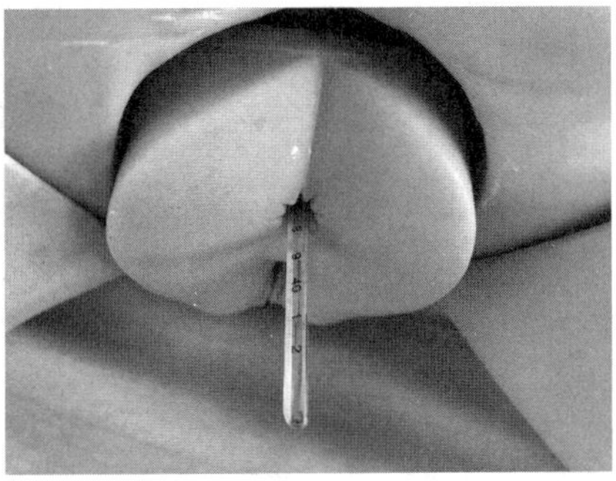<br>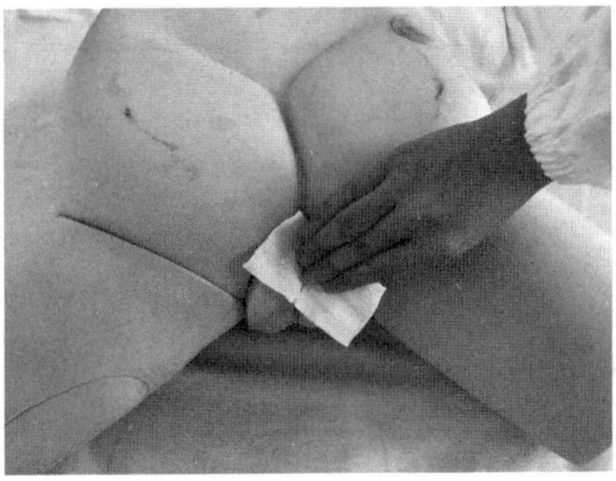<br>4. 读取：护理员协助中老年患者将体温计取出（若测量肛温，需用卫生纸擦净肛门处），用消毒纱布擦拭体温计后，一手横拿体温计尾部（远离水银柱的一端），使眼与体温计刻度保持在同一水平，慢慢转动体温计，从正面看到明显的水银柱时可读出相应的刻度值。<br>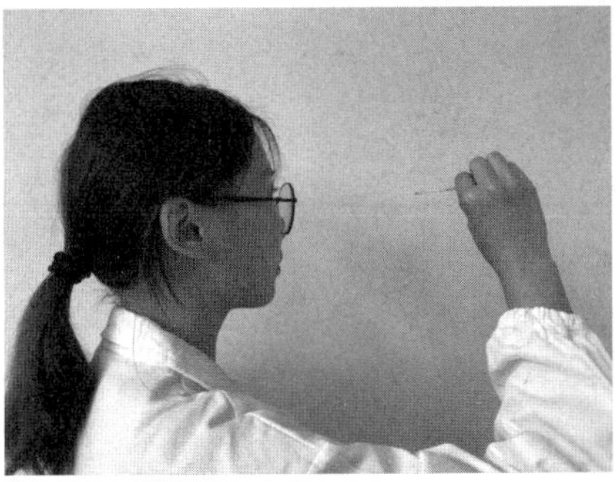 |

续表

| 程序 | 内　容 | 操作步骤 |
|---|---|---|
| 实施 | 操作 | 5. 记录：测量方法＋刻度值＋测量时间。<br>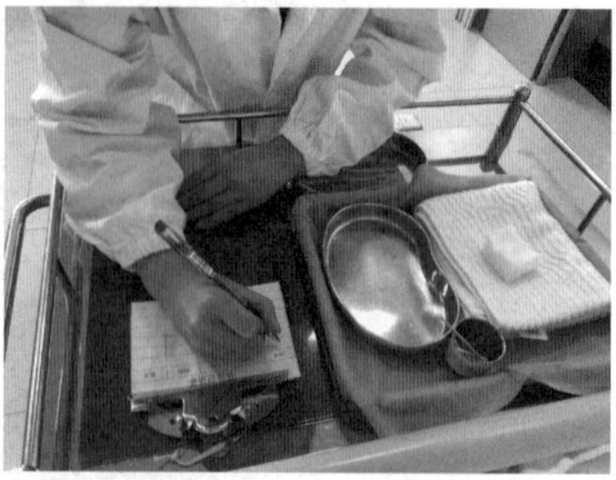<br>6. 整理：协助中老年患者整理衣物，取舒适卧位，整理床单位 |
| 评价 | 中老年患者感受 | 无不适 |
| | 环境 | 整洁 |
| | 物品 | 合理处理污物 |

**注意事项：**

（1）避免影响体温测量的各种因素，如吃冷热饮、进食、剧烈运动、情绪激动、洗澡等，如有这些情况，需要安静休息30min以后再进行测量。

（2）口温测量禁忌范围：精神异常、昏迷、口腔疾患、口鼻手术、张口呼吸者；腋温测量禁忌范围：腋下有创伤、炎症，腋下手术，腋下出汗较多，肩关节受伤或消瘦夹不紧体温计者；肛温测量禁忌范围：直肠或肛门手术、腹泻者，心肌梗死者也不宜测肛温。

（3）测口温时，若不慎咬破体温计，首先应及时清除玻璃碎屑，以免造成损伤，然后口服蛋清或牛奶，以延缓汞的吸收。若病情允许，可食用粗纤维食物，加速汞的排出。

## 二、冰袋降温

【目的】

降温、止血、镇痛、消炎。

【操作前准备】

（1）评估中老年患者基本情况并解释。

（2）中老年患者自身准备。

（3）环境准备。

（4）协助者（康复护理员）自身准备。

（5）用物准备。

冰袋降温的内容和操作步骤见表 2－8。

**表 2－8　冰袋降温的内容和操作步骤**

| 程序 | 内　容 | 操作步骤 |
| --- | --- | --- |
| 评估 | 环境评估 | 环境整洁，温、湿度适宜 |
| | 中老年患者评估 | 1. 整体评估：中老年患者的疾病、意识状况，了解能否配合操作；<br>2. 局部评估：局部皮肤情况、活动能力 |
| 诊断 | 患者有发热、局部疼痛或充血、局部炎症等问题 | 根据评估结果，需要使用冰袋为中老年患者进行降温 |
| 计划 | 冰袋降温 | 计划 0.5h 后为其降温 |
| 实施 | 准备 | 1. 用物：自制冰袋或化学冰袋若干、布袋、毛巾、体温计、体温记录单；<br>2. 护理员服装整洁，洗净双手 |
| | 操作器具 | 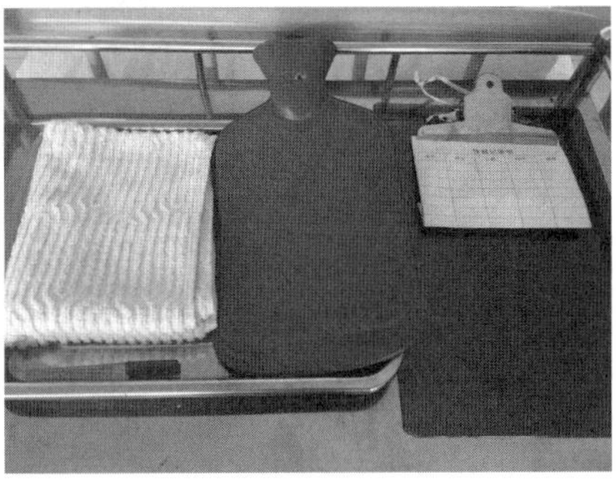 |
| | 解释并检查 | 沟通并解释操作目的，核对床号、姓名 |
| | 操作 | 1. 放置冰袋：用布袋包裹冰袋，置于中老年患者前额、头顶、体表大血管处（如颈部两侧、腋窝、腹股沟）；使用期间，每隔 10～15min 询问中老年患者的感受，并检查冰袋情况、局部皮肤情况等，若冰块融化应视情况及时更换。<br>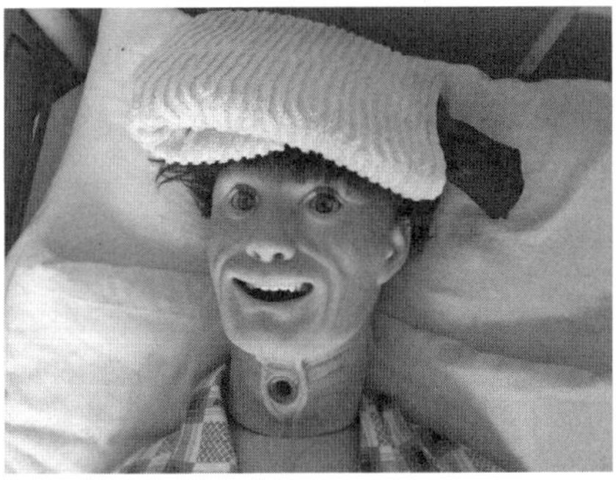<br>2. 复测体温：降温操作完毕 30min 后复测体温，复测体温时选用未放置冰袋的部位进行测量。 |

续表

| 程序 | 内　容 | 操作步骤 |
|---|---|---|
| 实施 | 操作 | 3. 整理用物：协助中老年患者取舒适卧位，整理床单位<br>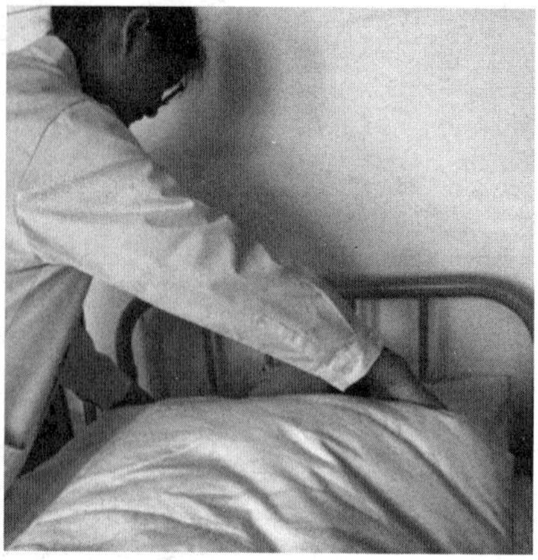 |
| | 整理 | 1. 将冰袋的冰水倒空，倒挂冰袋并晾干，吹入空气后夹紧袋口，放于通风阴凉处；布袋洗净晾干，备用；洗手。若使用一次性化学冰袋，用完后按医疗垃圾分类处理。<br>2. 记录：复测体温 |
| 评价 | 中老年患者感受 | 无不适 |
| | 环境 | 整洁 |
| | 物品 | 放置合理 |

**注意事项：**

(1) 禁忌用冷部位：枕后、耳郭、阴囊。用冷易引起冻伤部位：心前区，用冷会出现反射性心律失常；腹部，用冷会造成腹泻；足底，用冷不仅使末梢血管收缩，影响散热，而且会反射性引起冠状动脉收缩，可诱发心绞痛。

(2) 用冷过程经常观察、询问中老年患者情况，若有用冷局部皮肤苍白、青紫、颤抖、疼痛或麻木等情况应立即停止使用。

(3) 用冷时间不超过 30min，以防发生继发效应。

(4) 使用冰袋前应检查有无破损，以防冰袋泄漏，损伤皮肤。

(5) 应密切观察中老年患者病情及体温变化，当体温降至 39℃以下，应取下冰袋，降温后体温不宜低于 36℃，如有异常及时报告。

## 三、温水擦浴/酒精擦浴

【目的】

温水擦浴/酒精擦浴用于高热患者的降温。乙醇是一种挥发性的液体，擦浴时在皮肤上迅速蒸发，吸收并带走人体大量的热量。

【操作前准备】

(1) 评估中老年患者基本情况并解释。

(2) 中老年患者自身准备。

(3) 环境准备。

(4) 协助者(康复护理员)自身准备。

(5) 用物准备。

温水擦浴/酒精擦浴的内容和操作步骤见表 2-9。

**表 2-9　温水擦浴/酒精擦浴的内容和操作步骤**

| 程序 | 内　容 | 操作步骤 |
| --- | --- | --- |
| 评估 | 环境评估 | 环境整洁，温、湿度适宜 |
| | 中老年患者评估 | 1. 整体评估：中老年患者的疾病、意识状况，了解能否配合操作。<br>2. 局部评估：皮肤完整；是否需要排尿或排便，如有需要，叮嘱老人先按需排尿或排便 |
| 诊断 | 患者体温高于 39.5℃ | 根据评估结果，需要通过温水擦浴/酒精擦浴为其降温 |
| 计划 | 擦浴降温 | 计划 0.5h 后进行擦浴 |
| 实施 | 准备 | 1. 用物：大毛巾、小毛巾、热水袋及袋套、冰袋及袋套；脸盆内盛放 32～34℃温水、2/3 满，或盛放 30℃、25%～35%乙醇 200～300mL。<br>2. 护理员服装整洁，洗净双手 |
| | 操作器具 | 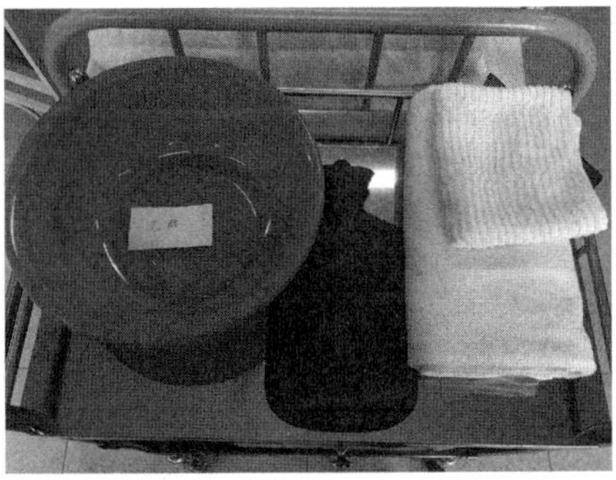 |
| | 解释并检查 | 核对床号、姓名，沟通并解释操作目的、方法和配合要点 |

续表

| 程序 | 内　容 | 操作步骤 |
| --- | --- | --- |
| 实施 | 操作 | 1. 将冰袋套好布袋放置于中老年患者头部，以帮助降温，同时防止头部充血而致头痛。<br>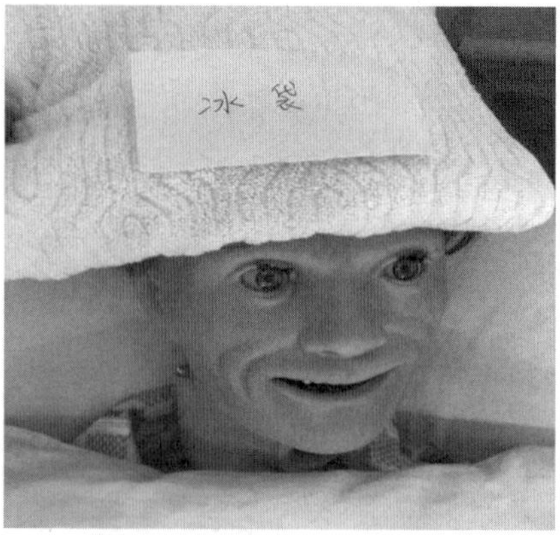<br><br>2. 掀开盖被将热水袋套好布袋放置于中老年患者足底，以促进足底血管扩张，减轻头部充血，使其感觉舒适。<br>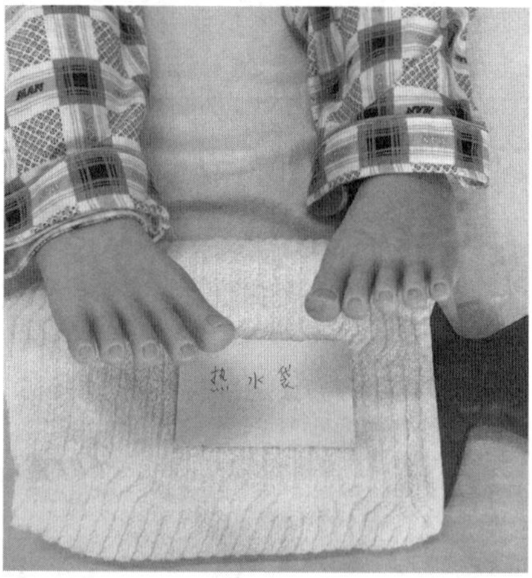<br><br>3. 拉床帘或使用屏风保护中老年患者的隐私。<br>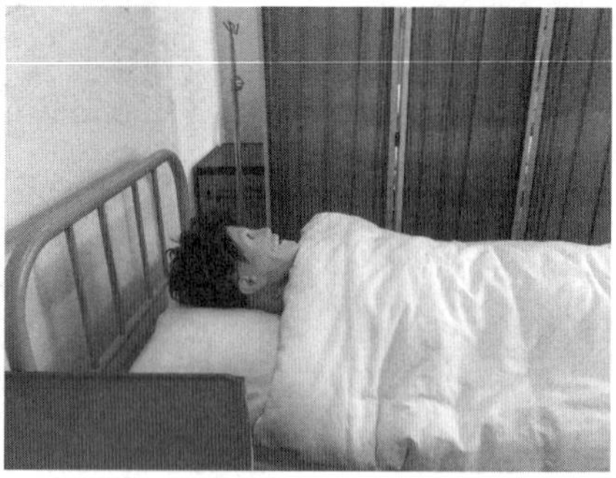 |

**续表**

| 程序 | 内　容 | 操作步骤 |
|---|---|---|
| 实施 | 操作 | 4. 擦浴方法：<br>脱去衣裤，大毛巾垫于擦拭部位下，小毛巾浸入温水或乙醇中，拧至半干，缠于手上呈手套状，先按由上而下的方向进行擦浴，每个部位擦拭完毕后用大毛巾擦干。<br>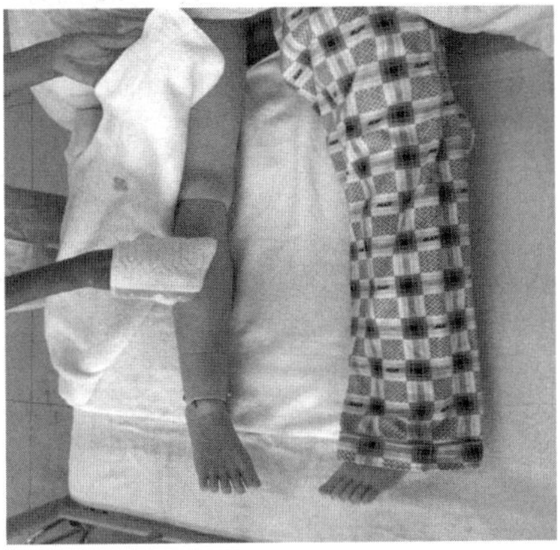<br>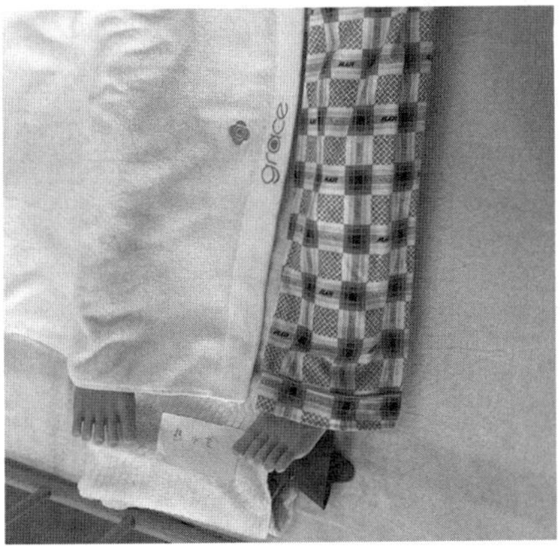<br><br>5. 擦浴顺序：<br>双上肢：中老年患者取仰卧位，从颈外侧→肩→肩上臂外侧→手背，再从侧胸→腋窝→上臂内侧→手心。<br>腰背部：中老年患者取侧卧位，从颈下肩部→臀部，擦拭完毕，穿好上衣。<br>双下肢：中老年患者取仰卧位，外侧为髂骨→下肢外侧→足背；内侧为腹股沟→下肢内侧→内踝；后侧为臀下→大腿后侧→腘窝→足跟。<br>时间：每侧（四肢、腰背部）3min，全程控制在 20min 以内，以免产生继发效应。 |

续表

<table>
<tr><th>程序</th><th>内 容</th><th>操作步骤</th></tr>
<tr><td>实施</td><td>操作</td><td>6. 询问并观察中老年患者是否有寒战、面色苍白等异常情况；擦干后穿好衣裤，取下冰袋和热水袋，盖好被子，取舒适卧位。<br>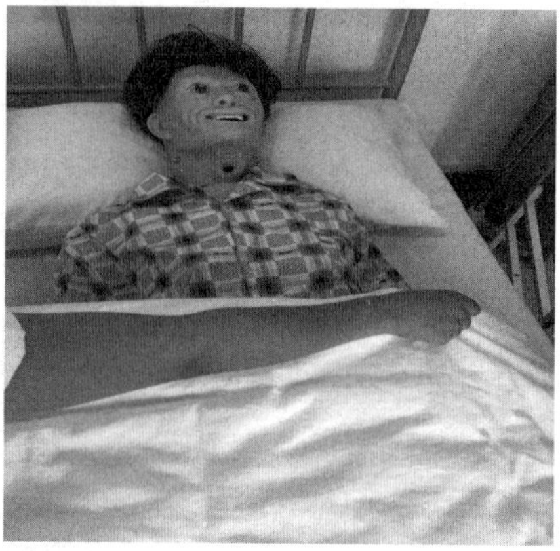<br>7. 整理床单位，拉开床帘或撤去屏风；处理用物；洗手并记录</td></tr>
<tr><td rowspan="3">评价</td><td>中老年患者感受</td><td>无不适</td></tr>
<tr><td>环境</td><td>整洁</td></tr>
<tr><td>物品</td><td>用物放置合理，正确处理用物</td></tr>
</table>

**注意事项：**

(1) 擦浴过程中，注意观察局部皮肤情况及中老年患者反应。
(2) 禁忌部位：胸前区、腹部、后颈、足底。
(3) 擦浴时，以轻拍擦拭方式进行，避免用摩擦的方式。
(4) 擦浴过程注意保护中老年患者的隐私，避免暴露过多；注意保暖及安全。

## 四、使用热水袋

【目的】
保暖、解痉、镇痛、舒适。
【操作前准备】
(1) 评估中老年患者基本情况并解释。
(2) 中老年患者自身准备。
(3) 环境准备。
(4) 协助者(康复护理员)自身准备。
(5) 用物准备。
使用热水袋的内容和操作步骤见表 2-10。

**表 2－10　使用热水袋的内容和操作步骤**

| 程序 | 内　容 | 操作步骤 |
|---|---|---|
| 评估 | 环境评估 | 环境整洁，温、湿度适宜 |
|  | 中老年患者评估 | 1. 整体评估：中老年患者的疾病、意识状况，了解能否配合操作；<br>2. 局部评估：体位舒适、活动能力 |
| 诊断 | 患者有局部疼痛、血运不畅等问题、环境湿冷 | 根据评估结果，需要使用热水袋为中老年患者保暖 |
| 计划 | 使用热水袋 | 计划 0.5h 后使用热水袋 |
| 实施 | 准备 | 1. 用物：热水袋及袋套、水温计、毛巾、冷水、热水、盛水容器；<br>2. 护理员服装整洁，洗净双手 |
|  | 操作器具 | 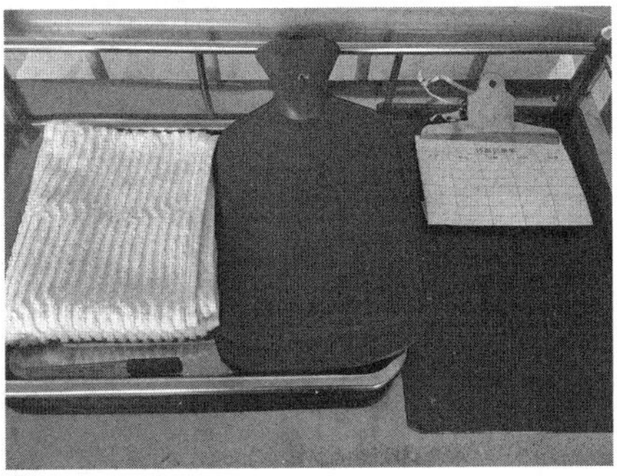 |
|  | 解释并检查 | 沟通并解释操作目的，核对床号、姓名 |
|  | 操作 | 1. 调节水温：先在量杯中加冷水，然后慢慢加入热水，调节水温至 45～50℃。<br>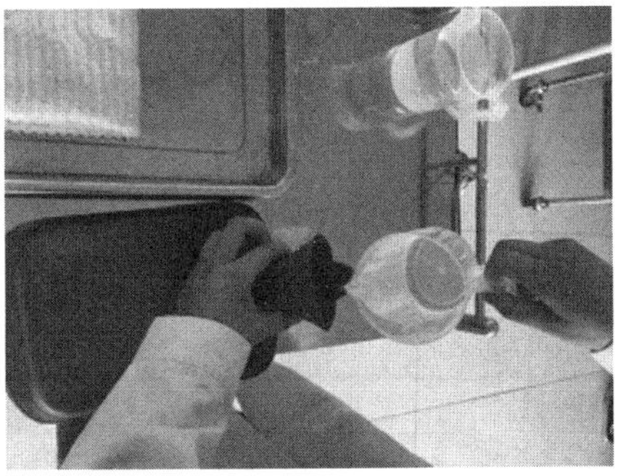 |

续表

| 程序 | 内容 | 操作步骤 |
| --- | --- | --- |
| 实施 | 操作 | 2. 备热水袋。<br>灌水：将调好温度的水灌入热水袋。先放平热水袋、去塞，一手持袋口边缘，另一手灌水，边灌边提高热水袋，灌至 1/2～2/3 满；<br>排气：热水袋放平，排出袋内空气并拧紧塞子；<br>检查：用毛巾擦干热水袋的水渍，倒提，确认不漏水；<br>套袋：将热水袋装入布袋。<br>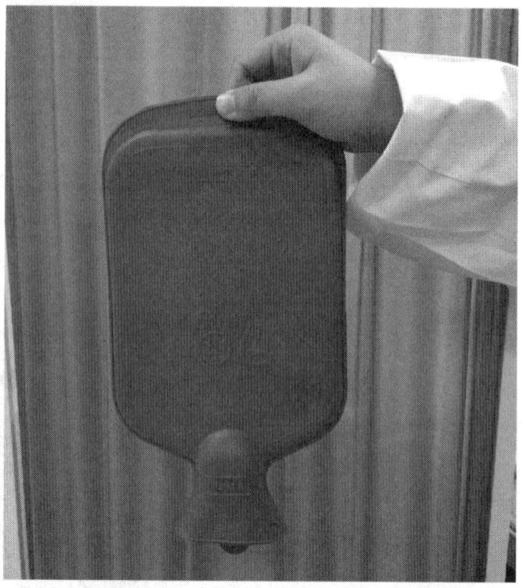<br>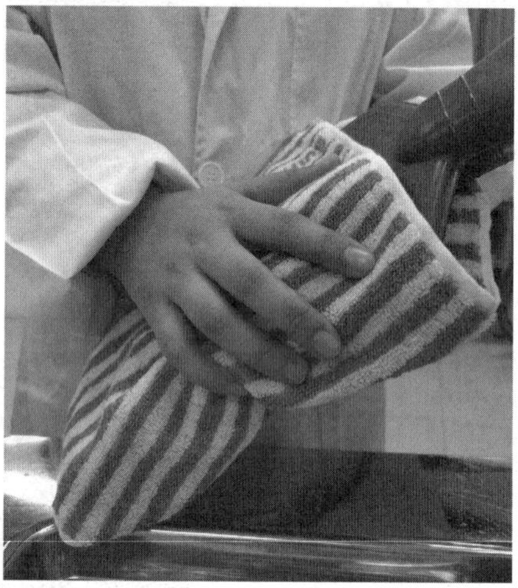<br>3. 放置：将热水袋放置于中老年患者所需部位(足下或身旁)，距离局部皮肤10cm 处，袋口远离身体一侧，时间不超过 30min。<br>4. 观察：用热过程中每隔 10～15min 询问并观察中老年患者反应、局部皮肤情况、热水袋温度、效果等。<br>5. 整理：撤去热水袋，协助中老年患者取舒适卧位，整理床单位；热水袋倒空，倒挂晾干，吹气，旋紧塞子，放于阴凉处；布袋洗净，晾干备用。<br>6. 记录：洗手，记录用热部位、时间和效果 |

续表

| 程序 | 内　容 | 操作步骤 |
| --- | --- | --- |
| 评价 | 中老年患者感受 | 无不适 |
| | 环境 | 整洁 |
| | 物品 | 放置合理，正确处理用物 |

**注意事项：**

(1) 检查热水袋有无破损，以防漏水。

(2) 一般用于中老年患者的热水袋，水温应在50℃以内。用于昏迷、感觉迟钝、循环不良等中老年患者的热水袋，温度应低于50℃。

(3) 使用热水袋过程中，如出现局部皮肤潮红、疼痛，应停止使用，并在局部涂凡士林以保护皮肤。

(4) 热水袋应距离身体10cm放置，或置于毛毯外间接给热，以免低温烫伤。

(5) 加强巡视，定期观察。

## 五、湿热敷

【目的】

解痉、消炎、消肿、止痛。

【操作前准备】

(1) 评估中老年患者基本情况并解释。

(2) 中老年患者自身准备。

(3) 环境准备。

(4) 协助者(康复护理员)自身准备。

(5) 用物准备。

湿热敷的内容和操作步骤见表2-11。

**表2-11　湿热敷的内容和操作步骤**

| 程序 | 内　容 | 操作步骤 |
| --- | --- | --- |
| 评估 | 环境评估 | 环境整洁，温、湿度适宜 |
| | 中老年患者评估 | 1. 整体评估：中老年患者的疾病、意识状况、配合程度；<br>2. 局部评估：局部皮肤、伤口情况 |
| 诊断 | 患者有疼痛、炎症、肿胀等 | 根据评估结果，需要进行湿热敷以缓解症状 |
| 计划 | 湿热敷 | 计划0.5h后进行湿热敷 |

续表

| 程序 | 内　容 | 操作步骤 |
| --- | --- | --- |
| 实施 | 准备 | 1. 用物：卵圆钳（或大镊子）2 把、敷布 2 块、凡士林、纱布、棉签、一次性治疗巾（油布治疗巾）、棉垫、水温计、脸盆、50～60℃热水、热水袋、大毛巾、治疗盘；<br>2. 护理员服装整洁，洗净双手 |
| | 操作器具 | 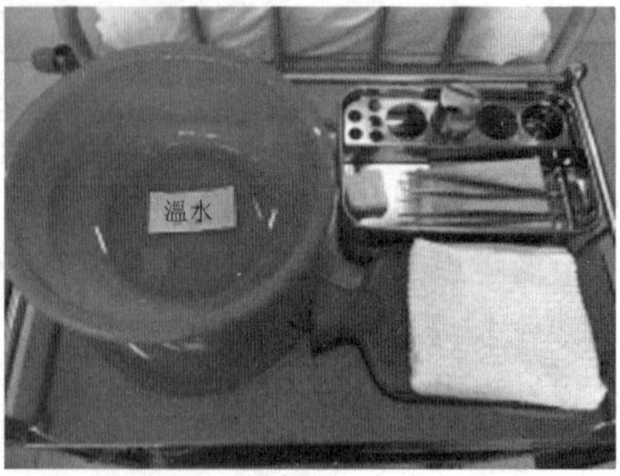<br> |
| | 解释并检查 | 沟通并解释操作目的，可解痉、止痛、消炎、消肿；提示配合要点；核对床号和姓名 |
| | 操作 | 1. 测水温：50～60℃，将敷布浸于热水中。<br>2. 暴露患处，将垫巾垫于受敷部位下；将凡士林涂于患处，范围大于敷布大小。<br>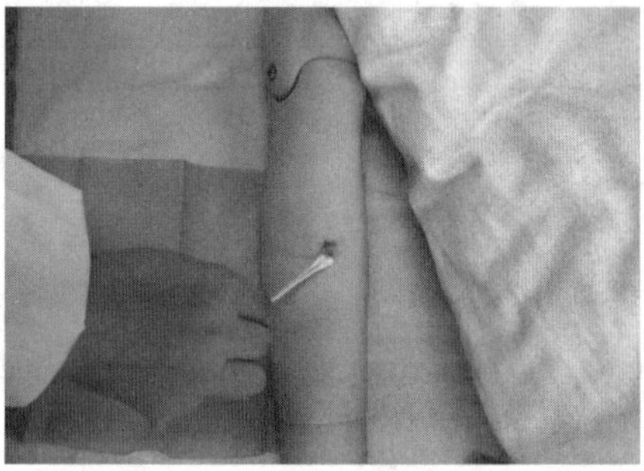<br>3. 热敷方法：用卵圆钳（大镊子）夹取敷布并拧至不滴水，护理员用手腕内侧试温，以不烫手为宜；抖开、平铺敷布于患处，上盖棉垫；视情况放置热水袋、盖上大毛巾，以维持热敷效果。<br>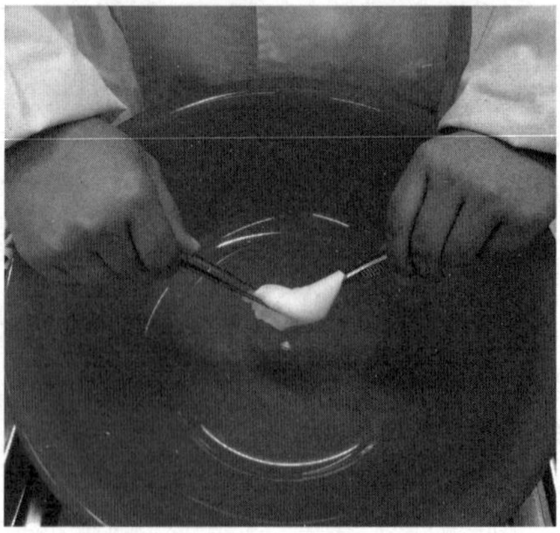 |

续表

| 程序 | 内　容 | 操作步骤 |
| --- | --- | --- |
| 实施 | 操作 | 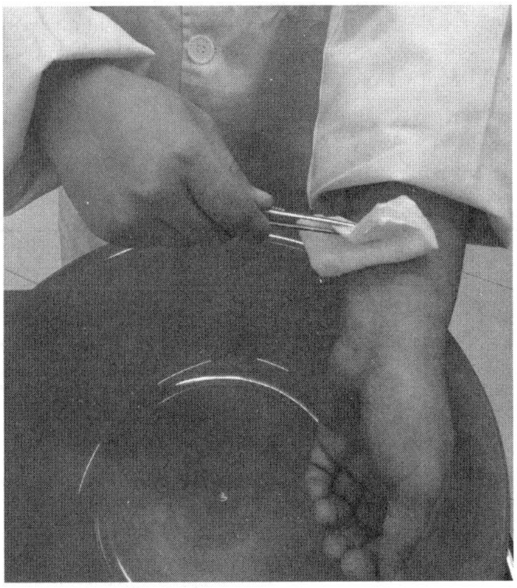<br>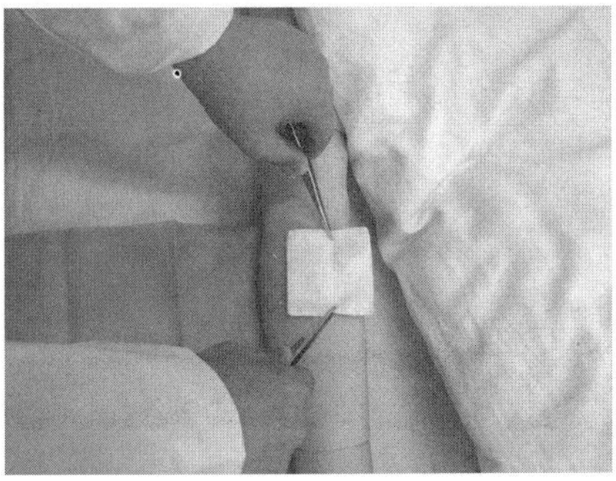<br>4．热敷时间：每隔 3～5min 更换一次敷布，持续 15～20min。及时更换盆内热水，保持水温 50～60℃。若中老年患者感觉敷布过热，可掀起敷布一角帮助散热。<br>5．观察：热敷过程随时询问中老年患者的感受，观察局部反应，如有皮肤发红、发痒等不适，及时处理。<br>6．热敷结束：取下敷布，轻轻擦干局部。<br>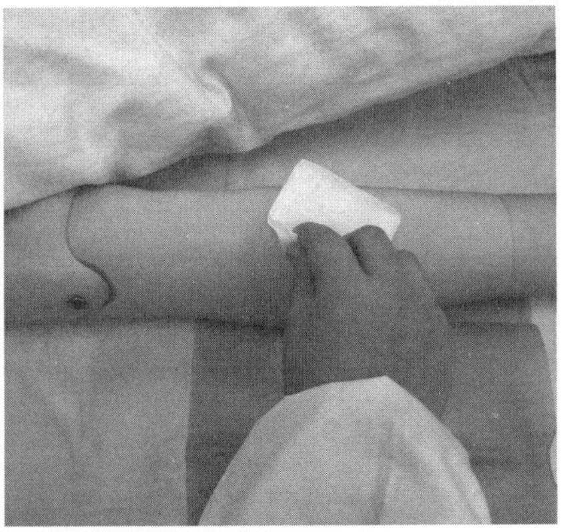 |

续表

| 程序 | 内　容 | 操作步骤 |
| --- | --- | --- |
| 实施 | 操作 | 7. 协助中老年患者取舒适卧位，整理床单位；倒掉脏水，清洗和消毒敷布。<br>8. 洗手，记录用热部位、时间、效果 |
| 评价 | 中老年患者感受 | 无不适 |
| | 环境 | 整洁 |
| | 物品 | 放置合理，正确处理用物 |

**注意事项：**

（1）若中老年患者热敷部位不禁忌压力，可在敷布上放置热水袋、盖上大毛巾，以维持热敷效果。

（2）热敷完毕，不可用摩擦法擦干局部，否则易使局部皮肤受损。

（3）若热敷部位有伤口，需按无菌技术处理伤口。

（4）热敷过程随时询问中老年患者的感受和观察局部情况，有异常应及时处理，避免烫伤。

（5）热敷时间不宜超过30min，以免产生继发效应。

## 第三节　消毒隔离技术

消毒隔离技术是预防、控制感染的重要途径，本节主要介绍七步洗手法和紫外线消毒法。

### 一、七步洗手法

在实践操作过程中，各种诊疗、护理工作都要使用双手，如不加强手部卫生就会直接或间接地导致感染的发生。目前，手部卫生已成为国际公认的控制医院感染和耐药菌感染最简单、最有效、最方便、最经济的措施，是标准预防的重要措施之一。

七步洗手法的内容和操作步骤见表2－12。

**表2－12　七步洗手法的内容和操作步骤**

| 程序 | 内　容 | 操作步骤 |
| --- | --- | --- |
| 评估 | 环境评估 | 环境宽敞、整洁，温、湿度适宜 |
| | 中老年患者、护理员自身评估 | 评估操作前、操作后等情况 |
| 诊断 | 操作前、操作后等 | 接触患者前后、进行操作前后评估，需要接触患者或需要对患者进行护理时，应该先洗手；接触患者或操作完成后，再次洗手 |
| 计划 | 洗手 | 在接触患者前后、进行操作前后都需要使用七步洗手法洗手 |
| 实施 | 准备 | 1. 用物：流动水洗手设施、清洁剂、干手物品、手消毒液；<br>2. 护理员服装整洁，修剪指甲，卷袖过肘 |

续表

| 程序 | 内　容 | 操作步骤 |
|---|---|---|
| 实施 | 洗手 | 1. 打开水龙头，调节水流和水温。<br>2. 淋湿双手。<br>3. 关闭水龙头，均匀涂抹手消毒剂。<br>4. 洗手：<br>(1) 洗手掌：两手掌心相对，手指并拢相互揉搓。<br>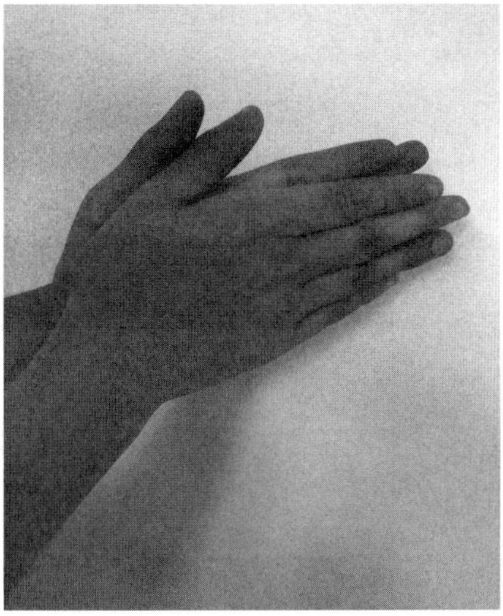<br>(2) 洗手背：掌心对手背沿指缝相互揉搓，交换进行。<br>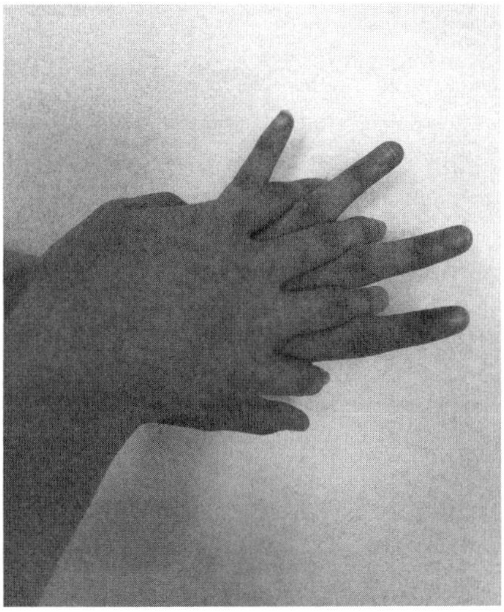 |

续表

<table>
<tr><th>程序</th><th>内　容</th><th>操作步骤</th></tr>
<tr><td>实施</td><td>洗手</td><td>(3) 洗指缝:掌心相对,双手交叉指缝相互揉搓。<br>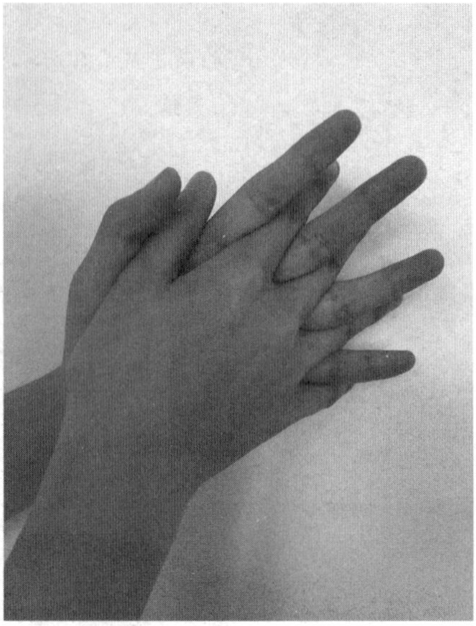<br>(4) 洗指背:弯曲手指使关节在另一掌心旋转揉搓,两手交换进行。<br>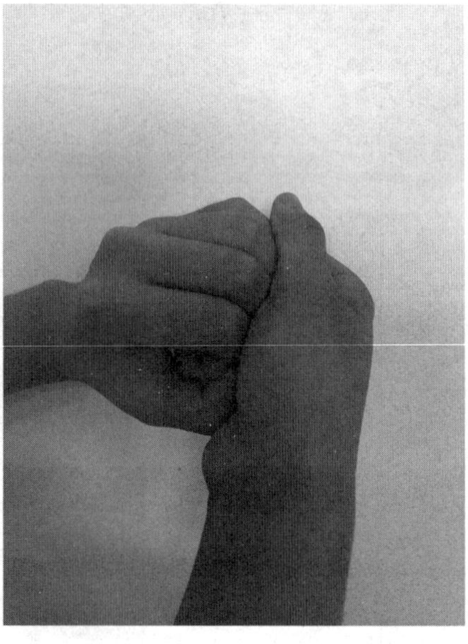</td></tr>
</table>

续表

| 程序 | 内　容 | 操作步骤 |
| --- | --- | --- |
| 实施 | 洗手 | (5) 洗拇指：一手握另一手大拇指旋转揉搓，两手交换进行。<br>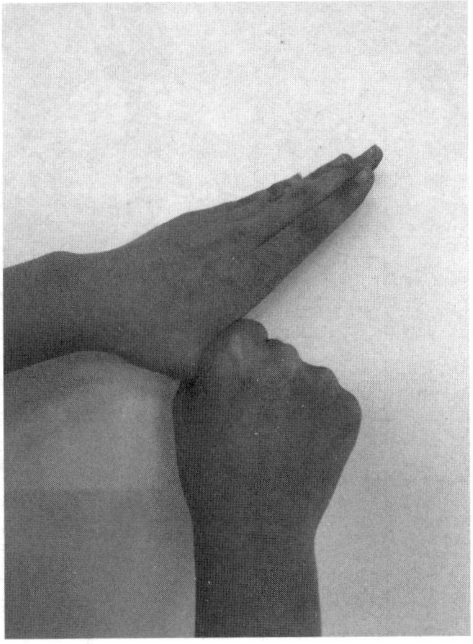<br>(6) 洗指尖：五个手指尖并拢在另一手掌掌心旋转揉搓，两手交换进行。<br>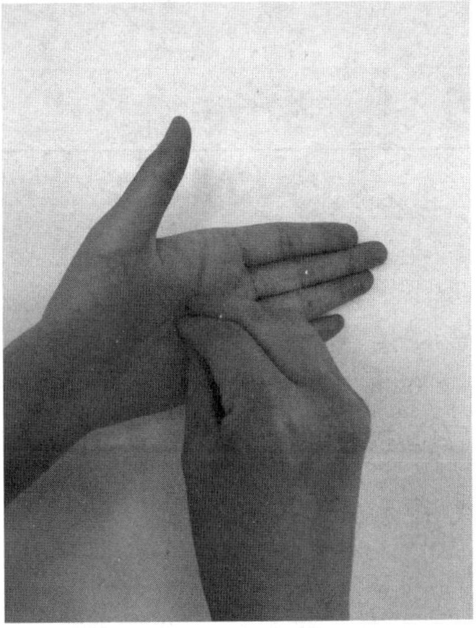 |

续表

| 程序 | 内　容 | 操作步骤 |
| --- | --- | --- |
| 实施 | 洗手 | (7) 洗手腕:揉搓手腕、手臂,两手交换进行。<br>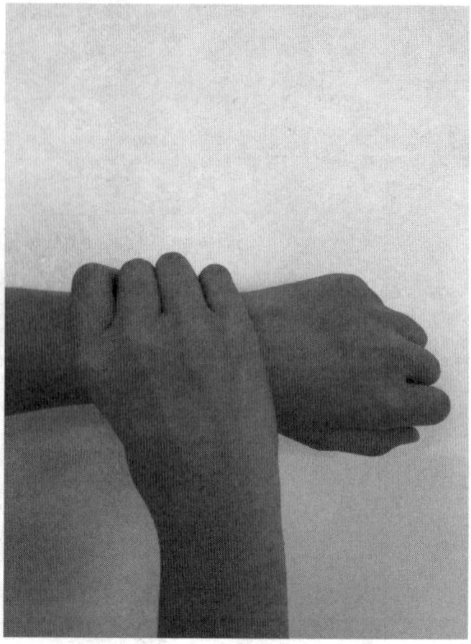<br>5. 认真揉搓双手,每个部位至少 15s。<br>6. 冲净:打开水龙头,双手指尖向下,在流动水下彻底冲净双手。<br>7. 干手:关闭水龙头,擦干双手或烘干双手 |
| 评价 | | 双手清洁、干燥 |

**注意事项:**

(1) 洗手前,取下手表、饰物等,卷起衣袖。

(2) 洗手指征:①接触清洁物品、无菌物品、进行无菌操作之前;②接触每个中老年患者前后;③从同一中老年患者身体的污染部位移动到清洁部位时;④接触中老年患者黏膜、破损皮肤或伤口前后;⑤接触中老年患者血液、体液、分泌物、排泄物、伤口敷料后。

## 二、紫外线消毒法

【目的】

清除床、桌、椅等物体表面暂居菌,防止感染。

紫外线消毒法的内容和操作步骤见表 2－13。

**表 2－13 紫外线消毒法的内容和操作步骤**

| 程序 | 内容 | 操作步骤 |
| --- | --- | --- |
| 评估 | 环境评估 | 环境宽敞、明亮，通风条件好 |
| 诊断 | 离床、外出、出院 | 根据评估结果，需要对物体表面进行紫外线消毒 |
| 计划 | 紫外线消毒 | 计划 0.5h 后使用紫外线灯 |
| 实施 | 准备 | 1. 用物：紫外线灯、95%酒精、消毒液、抹布、水桶、污物袋；<br>2. 护理员穿工作服，衣帽整齐，戴口罩、手套 |
|  | 操作器具 | 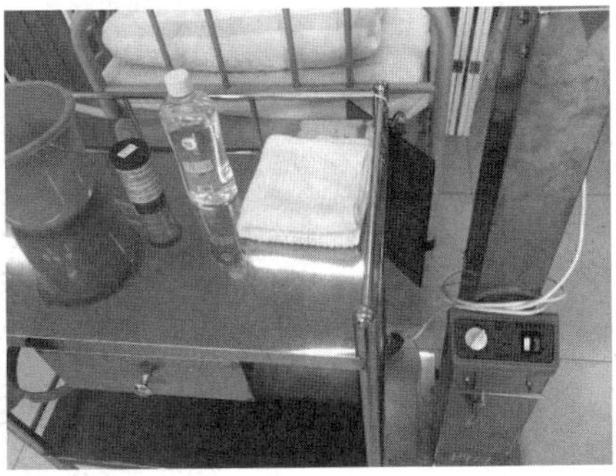 |
|  | 解释 | 沟通并解释操作目的，让室内人员暂时离开房间 |
|  | 操作 | 1. 撤去被服，打开各种柜门、抽屉，翻转床垫，关闭门窗；<br>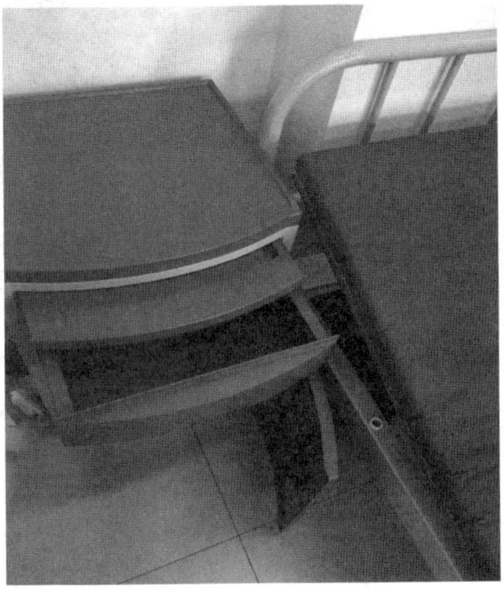 |

续表

| 程序 | 内　容 | 操作步骤 |
|---|---|---|
| 实施 | 操作 | 2. 用酒精清洁紫外线灯灯管；<br>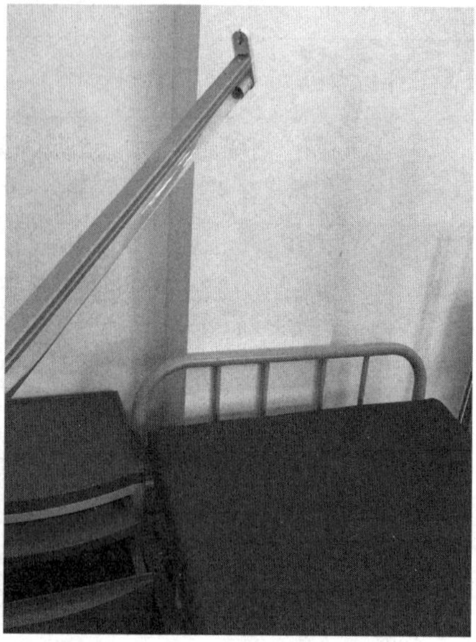<br>3. 预热：打开紫外线灯，时间为5～7min；<br>4. 消毒：时间：25～30min，物品消毒距离为25～60cm，空气消毒范围不超过2m；<br>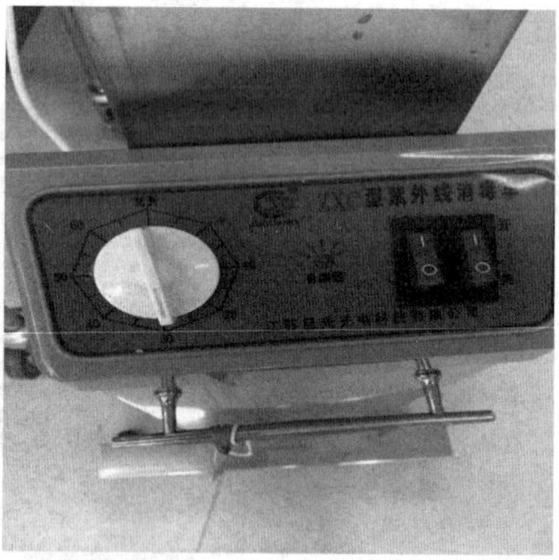<br>5. 离开房间、关门，在门口设立“消毒中”的标牌； |

续表

| 程序 | 内　容 | 操作步骤 |
| --- | --- | --- |
| 实施 | 操作 | 6. 擦拭：照射完毕后，关闭紫外线灯，用消毒液擦拭柜子、桌子等物品表面；<br>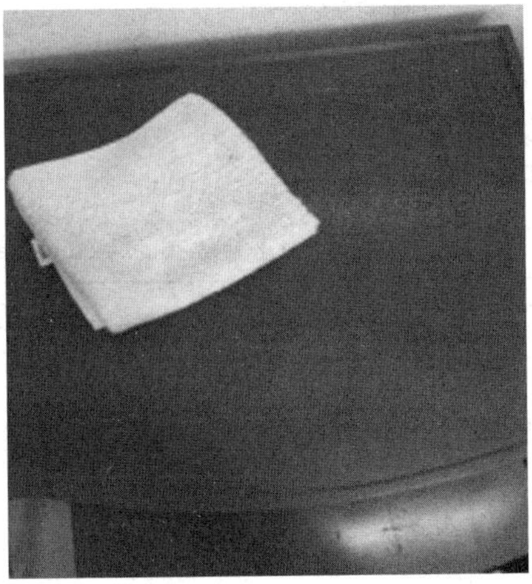<br>7. 开窗通风 30min，铺好床单；<br>8. 整理：撤去紫外线灯，污物置于污物桶内 |
| 评价 | 环境 | 环境整洁、无污染 |
| | 物品 | 放置合理，正确处理污物 |

**注意事项：**

（1）紫外线对眼睛、皮肤有害，操作过程应注意个人防护，必要时可佩戴护目镜、穿防护服。

（2）空气消毒时，空气中不应有过多灰尘，若温度过高或过低，应适当延长照射时间。

（3）保持紫外线灯管清洁，定期用 95％酒精纱布轻轻擦拭，除去灰尘，晾干后备用。关灯后待灯管冷却 3～4min 后再开灯，以免损坏灯管。

（4）定期检测紫外线灯的有效辐射强度，当灯管使用时间超过 1000h 时应予以更换。

## 第四节　应急救护技术

急救最基本的目的就是挽救生命。当发现中老年患者有异常表现时，首先要判断发生了何种紧急情况，然后采取相应的急救措施，以挽救生命。本节主要针对中老年患者容易发生噎食的情况，介绍噎食的急救方法、心肺复苏技术。除此之外，对常规生命体征测量方法、给氧方法也做了相应介绍。

## 一、噎食急救

噎食是指食物堵塞咽喉部或卡在食管的第一狭窄处，甚至误入气道导致窒息或死亡。特征有进食时突然不能说话，并出现痛苦表情；用手按住颈部或胸前，并用手指口腔；如果部分气道被阻塞，可出现剧烈咳嗽，咳嗽间歇有哮鸣音。

【原则】

(1) 及时识别、诊断。

(2) 就地抢救，分秒必争。

噎食急救的内容和操作步骤见表 2-14。

**表 2-14　噎食急救的内容和操作步骤**

| 程序 | 内　容 | 操作步骤 |
| --- | --- | --- |
| 评估 | 环境评估 | 环境安全 |
| | 中老年患者评估 | 了解中老年患者的疾病、意识状况及噎食程度，判断能否配合操作 |
| 诊断 | 患者突然剧烈呛咳、呼吸困难、不由自主地将手呈"V"字状紧贴于颈前喉部，气道完全梗阻时，表现为面色青紫、昏迷倒地、窒息等症状 | 经评估发现中老年患者发生噎食、气道梗阻，需要立即救治 |
| 计划 | 噎食急救 | 需要立即施救 |
| 实施 | 准备 | 用物：人体模型 |
| | 识别症状 | 噎食表现：中老年患者进食过程中，突发惊恐、张口、手抓喉部、不能说话等症状 |
| | 操作 | 1. 呼救，清理噎食者口腔内食物。<br>2. 急救措施：<br>(1) 意识清楚者，采用立位腹部冲击法：护理员站在噎食者身后，叮嘱其弯腰、低头张口，一手握拳，拳眼紧贴于腹部脐上两横指处，另一手握住此拳头，双手同时快速、向内、向上冲击腹部，每次冲击动作要明显分开，重复操作直至异物排出。<br>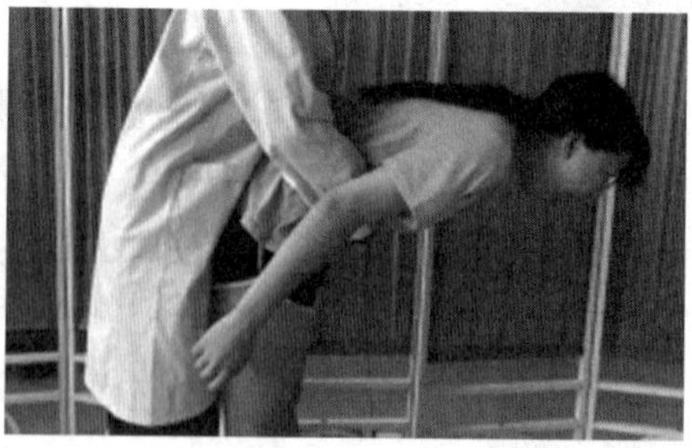 |

续表

| 程序 | 内　容 | 操作步骤 |
| --- | --- | --- |
| 实施 | 操作 | (2) 意识不清者，采用卧位腹部冲击法：噎食者仰卧，护理员骑跨在其髋部两侧，一只手的掌根放置在噎食者腹部正中线、脐上两横指处，不要触及剑突，另一只手直接放在第一只手背上，两手掌根重叠，两手合力快速、向内、向上冲击腹部，每次冲击动作要明显分开，重复操作若干次。检查口腔，如有异物被冲出，迅速用手指将异物取出。<br>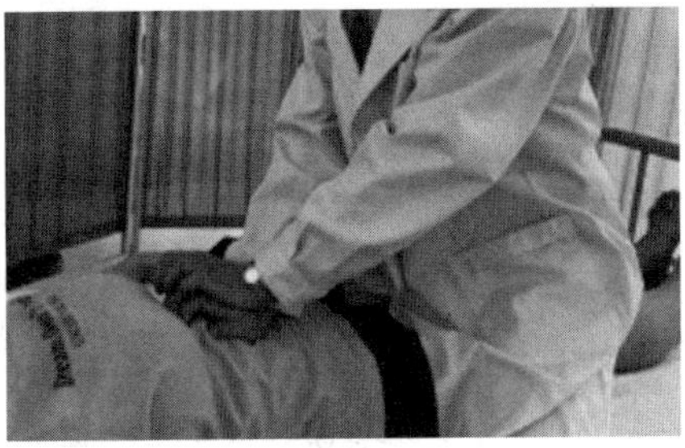<br>3. 及时通知医护人员，采取进一步救治措施 |
| 评价 | 中老年患者情况 | 胸腔和腹腔脏器无损伤 |

**注意事项：**

(1) 注意识别噎食的典型症状：突然的剧烈呛咳、呼吸困难、不由自主地将手呈“V”字状紧贴于颈前喉部，目光惊恐。气道完全梗阻时，表现为面色青紫、不能说话、不能呼吸、昏迷倒地、窒息。

(2) 紧急现场施救，动作迅速、熟练、准确，用力得当，避免损伤内脏。

(3) 重在预防，应小口进食，细嚼慢咽，喂食者应固体、液体食物交替进行。

## 二、测呼吸、脉搏

【目的】

(1) 判断呼吸、脉搏有无异常，并进行监测。

(2) 协助诊断，为预防、治疗、康复、护理提供依据。

测呼吸、脉搏的内容和操作步骤见表 2－15。

**表 2－15　测呼吸、脉搏的内容和操作步骤**

| 程序 | 内　容 | 操作步骤 |
| --- | --- | --- |
| 评估 | 环境评估 | 环境整洁、无异味，温、湿度适宜 |
|  | 中老年患者评估 | 中老年患者的疾病、意识状况和配合程度 |
| 诊断 | 患者出现呼吸障碍、身体不适等情况以及住院治疗时，需要收集资料 | 根据评估结果，需要测呼吸、脉搏以收集中老年患者的资料和了解病情 |

续表

| 程序 | 内　容 | 操作步骤 |
|---|---|---|
| 计划 | 测呼吸、脉搏 | 计划 0.5h 后进行测量 |
| 实施 | 准备 | 1. 用物：表、记录本、笔，必要时备棉签；<br>2. 护理员衣帽整洁，洗净双手 |
| | 识别症状 | 中老年患者情绪稳定，0.5h 内无运动、紧张等情况 |
| | 解释并检查 | 1. 核对床号、姓名；沟通并解释操作目的和配合要点；判断呼吸、脉搏有无异常，协助诊断，提供护理和治疗依据。<br>2. 体位：中老年患者取卧位或坐位，身体放松，手臂放舒适位置，手腕伸展 |
| | 操作 | 1. 测脉搏方法：护理员以食指、中指、无名指的指端按压在桡动脉处，指压力量适中，以能清楚测得脉搏搏动为宜；注意脉搏强弱等情况。<br>时间：正常脉搏测 30s，读数乘以 2；若中老年患者脉搏短绌，则两名协助者（护理员）同时测量，一人测心率，另一人测脉搏，由听心率者发出起止口令，计时 1min，读数。<br>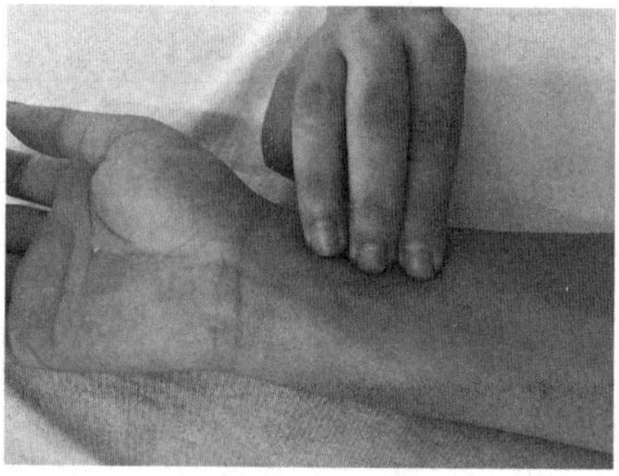<br>2. 测呼吸方法：护理员将手放在中老年患者的桡动脉处，似诊脉状，眼睛观察中老年患者胸部或腹部的起伏；观察呼吸深度、节律、频率、音响及有无呼吸困难等。<br>时间：测 30s，读数乘以 2；对于异常呼吸的中老年患者，计时 1min，读数。<br>3. 记录：脉搏短绌者的记录以分数式形式纪录：心率/脉率<br>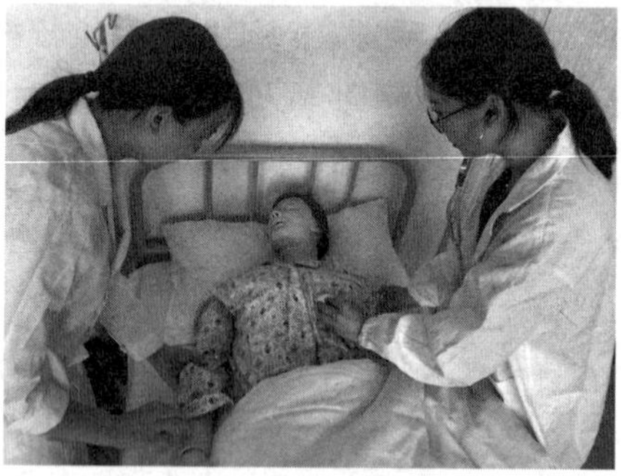 |
| 评价 | | 中老年患者应无不适，测量方法正确，测量值准确 |

**注意事项：**

(1) 若中老年患者有剧烈运动、紧张、哭闹等情况，应休息 30min 后测量。

(2) 勿用拇指诊脉，因为拇指指面也有动脉搏动，易与中老年患者脉搏混淆。

(3) 呼吸受意识控制，因此测量呼吸前不必解释，测量时应不使中老年患者察觉到，以免影响测量的准确性。

(4) 异常脉搏、呼吸应测 1min。对于呼吸微弱的中老年患者，可用棉絮置于鼻孔前，观察棉絮被吹动的次数。

## 三、测血压

【目的】

(1) 判断血压有无异常，并进行监测。

(2) 协助诊断，为预防、治疗、康复、护理提供依据。

测血压(以测肱动脉为例)的内容和操作步骤见表 2-16。

**表 2-16 测血压(以测肱动脉为例)的内容和操作步骤**

| 程序 | 内　容 | 操作步骤 |
|---|---|---|
| 评估 | 环境评估 | 环境整洁、无异味，温、湿度适宜 |
| | 中老年患者评估 | 了解中老年患者的疾病、意识状况，判断配合程度 |
| 诊断 | 患者有头晕头痛、其他身体不适等情况以及住院治疗时，需要收集资料 | 根据评估结果，需要测血压以了解病情、收集资料 |
| 计划 | 测血压 | 计划 0.5h 后为中老年患者测血压 |
| 实施 | 准备 | 1. 用物：血压计、听诊器、记录本、笔；<br>2. 护理员衣帽整洁，洗净双手 |
| | 操作器具 | 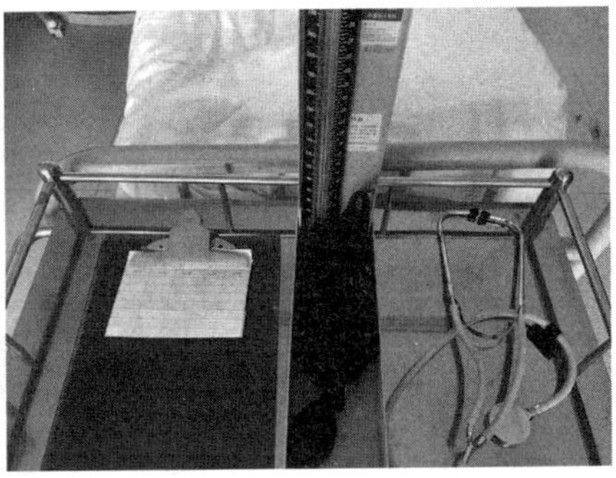 |
| | 识别症状 | 中老年患者情绪稳定，0.5h 内无运动、紧张等情况 |
| | 解释并检查 | 核对床号、姓名；沟通并解释操作目的和配合要点；判断血压有无异常，协助诊断，提供护理和治疗依据 |

续表

| 程序 | 内　容 | 操作步骤 |
| --- | --- | --- |
| 实施 | 操作 | 具体步骤：<br>1. 坐位：肱动脉平第四肋；仰卧位：手臂处于腋中线。手臂位置与心脏处于同一水平，卷袖、露臂、手掌向上、肘部伸直。<br>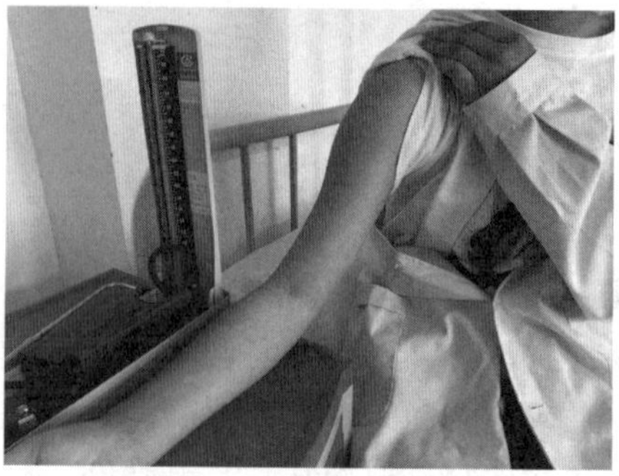<br>2. 血压计：打开，垂直放妥，开启水银槽开关。<br>3. 缠袖带：驱尽袖带内空气，平整缠于上臂中部，下缘距肘窝 2～3cm，松紧以能插入一指为宜。<br>4. 充气：触摸肱动脉搏动，将听诊器胸件置于肱动脉搏动最明显处，一手稍加固定，另一手握加压气球，关闭气门，匀速充气至肱动脉搏动消失后再升高 20～30mmHg。<br>5. 放气：缓慢放气，速度以水银柱每秒下降 4mmHg 为宜，注意水银柱刻度和肱动脉声音的变化。<br>6. 判断：听诊器出现第一声搏动音所对应的刻度，即为收缩压；当搏动音突然变弱或消失时，水银柱所指的刻度即为舒张压。<br>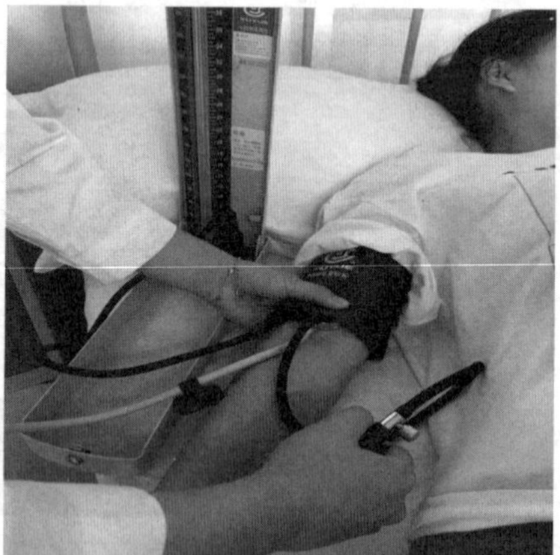 |

续表

| 程序 | 内　容 | 操作步骤 |
|---|---|---|
| 实施 | 操作 | 7. 整理：测量完成后，排尽袖带内空气，关闭压力阀门，放回盒子；血压计盒右倾，使水银全部流回水银槽内，关闭水银槽开关；盖好盒盖，妥善放置。<br>8. 协助中老年患者取舒适体位。<br>9. 洗手，记录收缩压/舒张压(单位：mmHg) |
| 评价 | | 中老年患者应无不适，测量方法正确，测量值准确 |

**注意事项：**

(1) 根据实际情况，定期检查、校对血压计。

(2) 长期测血压者应做到“四定”，即定时间、定部位、定体位、定血压计。

(3) 血压未听清楚或有异常，应重测。重测时，待水银柱降至“0”点，稍等片刻后再测量。

(4) 偏瘫患者应测量健侧肢体。

(5) 若血压值的 2 次读数相差 5mmHg 以上，应再次测量，取 3 次读数的平均值记录。

## 四、吸氧

【目的】

纠正各种原因造成的缺氧状态，促进组织新陈代谢，维持生命活动。

【操作前准备】

(1) 评估中老年患者基本情况并解释。

(2) 中老年患者自身准备。

(3) 环境准备。

(4) 协助者(康复护理员)自身准备。

(5) 用物准备。

吸氧(氧气筒供氧)的内容和操作步骤见表 2－17。

**表 2－17　吸氧(氧气筒供氧)的内容和操作步骤**

| 程序 | 内　容 | 操作步骤 |
|---|---|---|
| 评估 | 环境评估 | 环境整洁、无异味，温、湿度适宜，远离火源 |
| | 中老年患者评估 | 了解中老年患者的疾病、意识状况，判断能否配合操作 |
| 诊断 | 缺氧 | 根据评估结果判断中老年患者有缺氧症状，需要吸氧 |
| 计划 | 吸氧 | 计划 0.5h 后为其吸氧 |

**续表**

| 程序 | 内　容 | 操作步骤 |
|---|---|---|
| 实施 | 准备 | 1. 用物：冷蒸馏水、纱布、弯盘、鼻导管、治疗碗、棉签、扳手、供氧装置、用氧记录单、标志；<br>2. 护理员衣帽整洁，洗净双手 |
| | 操作器具 | 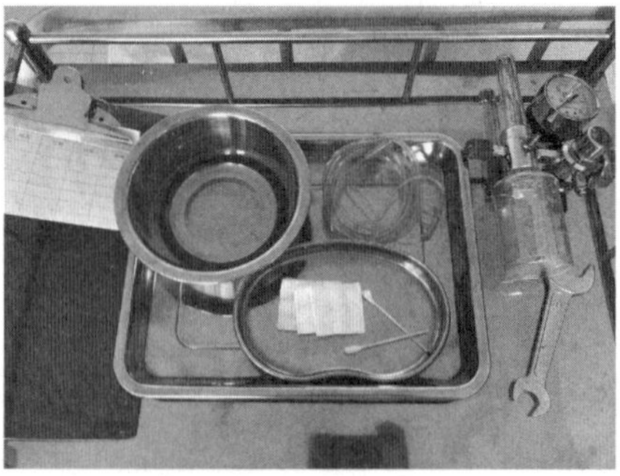 |
| | 解释并检查 | 1. 核对中老年患者床号、姓名，沟通并解释操作目的、方法和配合要点；<br>2. 用棉签清洁双侧鼻腔并检查，确认无分泌物等堵塞<br>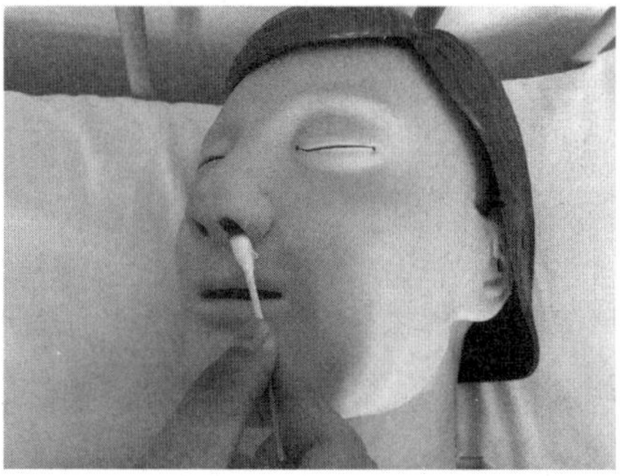 |
| | 操作 | 1. 吸氧准备：<br>（1）氧气筒供氧方法：打开氧气筒总开关，使小量氧气从气门流出（吹尘），随即关闭开关；将氧气表接于氧气筒气门上，并用扳手旋紧，使氧气表直立于气筒旁；湿化瓶装 1/3～1/2 冷蒸馏水后连接氧气筒；先打开总开关，再开流量表，检查无误后，关闭待用。<br>（2）中心供氧方法：检查并确认供氧是否正常。<br>2. 连接：将鼻导管连接于湿化瓶出气口。<br>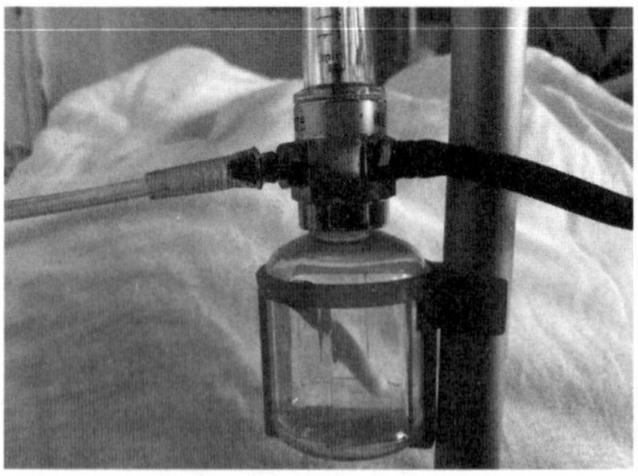 |

续表

| 程序 | 内　容 | 操作步骤 |
|---|---|---|
| 实施 | 操作 | 3. 调节流量：打开流量表，调节氧流量；将鼻导管末端置于盛有温开水的治疗碗内，湿润前端，并检查是否通畅。<br>4. 插管：将鼻导管插入中老年患者鼻孔 1cm，将鼻导管环绕中老年患者耳部向下放置并调节松紧度。<br>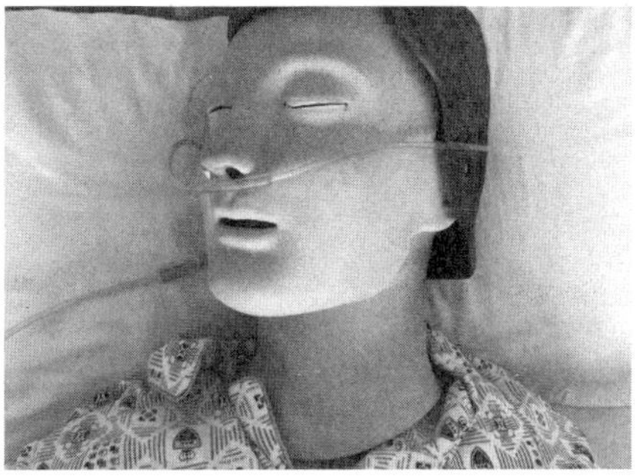<br>5. 记录吸氧开始时间、流量；随时观察用氧效果、中老年患者的感受。<br>6. 停氧。<br>（1）氧气筒：先关总开关，放出余气，再关流量开关，最后卸表。<br>（2）中心供氧：关流量开关，取下流量表。<br>7. 整理：一次性用物消毒后集中处理，氧气筒悬挂“空”或“满”标志；协助中老年患者取舒适卧位，整理床单位。<br>8. 洗手，记录用氧时间和效果 |
| 评价 | 中老年患者情况 | 缺氧症状改善 |

**注意事项：**

（1）用氧前检查氧气装置有无漏气、是否通畅。

（2）严格遵守操作规程，注意用氧安全，做好“四防”：防震、防火、防热、防油。氧气瓶搬运时要避免倾倒、撞击。氧气筒应放阴凉处，周围严禁烟火及易燃品，距明火至少 5m，距暖气至少 1m。氧气表及螺旋口勿上油，也不得用带油的手装卸。

（3）使用氧气时，应先调节流量后使用。停用氧气时，应先拔出鼻导管，再关闭氧气开关。中途需要改变流量，先分离鼻导管与湿化瓶，调节好流量后再接上。

（4）常用湿化液有冷蒸馏水或冷开水。急性肺水肿用 20%～30%乙醇，具有降低肺泡表面张力的作用，减轻缺氧症状。

（5）用氧过程中，加强用氧效果监测，避免出现氧疗副作用。

## 五、绷带包扎法

绷带包扎是外伤现场应急处理的重要措施之一。及时正确的包扎，可以达到压迫止血、减少感染、保护伤口、减少疼痛，以及固定敷料和夹板等目的；相反，错误的包扎可导致出血增加、感染加重、新的伤害、后遗症等不良后果。

绷带包扎法的内容和操作步骤见表 2－18。

**表 2－18　绷带包扎法的内容和操作步骤**

| 程序 | 内　容 | 操作步骤 |
|---|---|---|
| 评估 | 环境评估 | 环境安全 |
| | 中老年患者评估 | 评估中老年患者的疾病、意识状况、伤口情况和出血部位，了解能否配合操作 |
| 诊断 | 伤口出血等 | 经过检查、评估伤口，判断中老年患者有出血现象，需要为其包扎止血 |
| 计划 | 绷带包扎 | 计划立即为其用绷带包扎 |
| 实施 | 准备 | 1. 用物：绷带 2 卷、衬垫、无菌纱布若干、胶布、剪刀、棉签、碘附、笔、记录单；<br>2. 护理员衣帽整洁，洗净双手 |
| | 操作器具 | 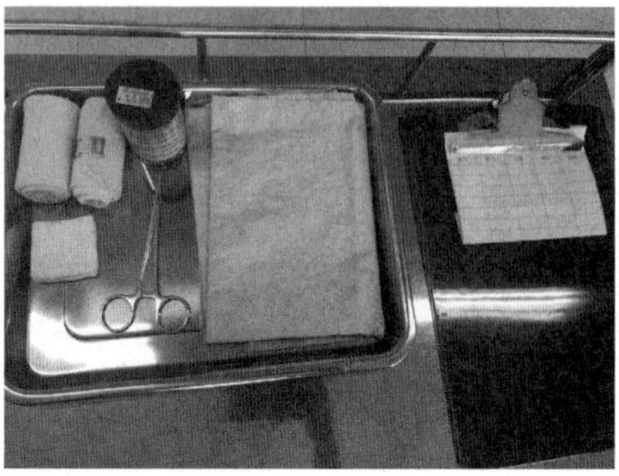 |
| | 止血、包扎 | 检查受伤情况，判断出血程度、部位，选择止血方法，迅速止血。具体止血方法：<br>1. 指压止血：用手指压迫在出血部位靠近心脏端的动脉血管上。<br>(1) 颈总动脉压迫法：用于同侧头颈部出血。在胸锁乳突肌中点的前缘，将伤侧颈总动脉向后压于颈椎横突上。<br>(2) 面动脉压迫法：用于眼部以下的面部出血。在下颌角前约 2cm 凹陷处，将面动脉压在下颌骨上。<br>(3) 颞浅动脉压迫法：用于同侧额部、颞部出血。在耳前对准下颌关节上方处加压。<br>(4) 锁骨下动脉压迫法：用于同侧肩部和上肢出血。在锁骨上窝、胸锁乳突肌下端后缘，将锁骨下动脉向内下方压于第一肋骨上。<br>(5) 肱动脉压迫法：用于同侧上臂下 1/3、前臂和手部出血。在上臂内侧中点、肱二头肌内侧沟处，将肱动脉向外压在肱骨上。<br>(6) 尺桡动脉压迫法：用于手部出血。在腕部，以两手拇指同时压于尺桡动脉上。<br>(7) 指动脉压迫法：由于指动脉走行于手指的两侧，故手指出血时，应捏住指根的两侧而止血。<br>(8) 股动脉压迫法：用于同侧的下肢出血。在腹股沟中点稍内下方处，将股动脉用力压在股骨上。<br>(9) 足部出血压迫法：用两手拇指分别压于足背动脉和内踝后方的胫后动脉上。 |

续表

| 程序 | 内　容 | 操作步骤 |
|---|---|---|
| 实施 | 止血、包扎 | 2. 加压包扎止血：无菌敷料覆盖伤口后用绷带等加压包扎。先用棉签进行消毒，从伤口中心向外周作环形消毒，在 5～10cm 内用无菌纱布覆盖伤口，并用胶布固定；将衬垫垫于骨隆突处或凹陷处，然后用绷带进行包扎。<br>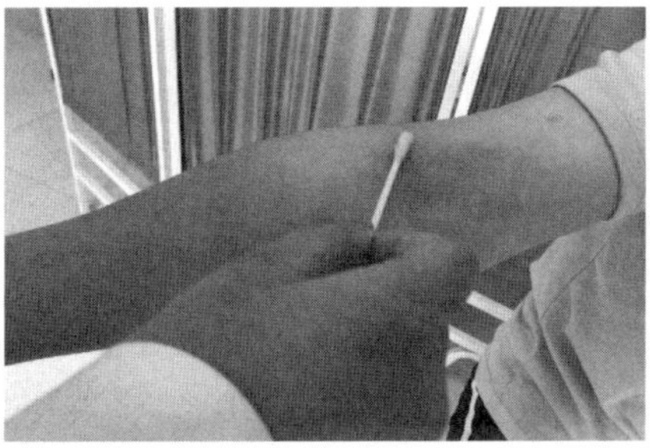<br>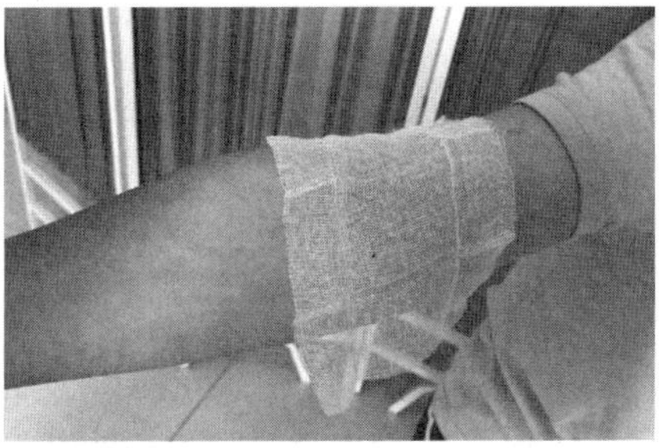<br>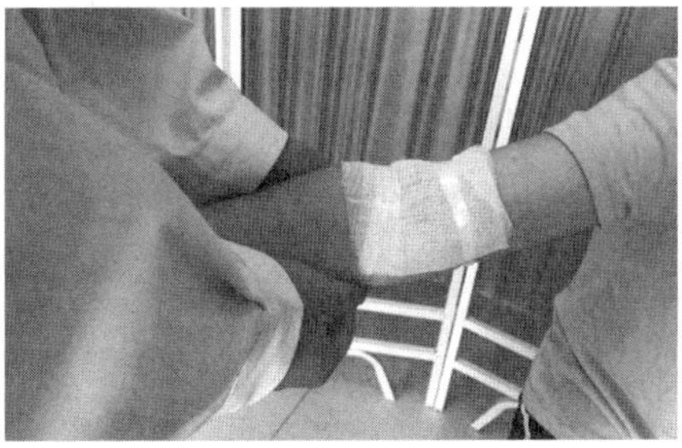<br>(1) 环形包扎法：用于包扎的起始和终了，即将绷带重叠缠绕，但第一圈的纱布应稍斜，绕 2～3 圈作环形，并将第一圈斜出一角压于环形圈内，最后用胶布将绷带尾部固定(或将绷带尾部剪开成两条并打结固定)。<br>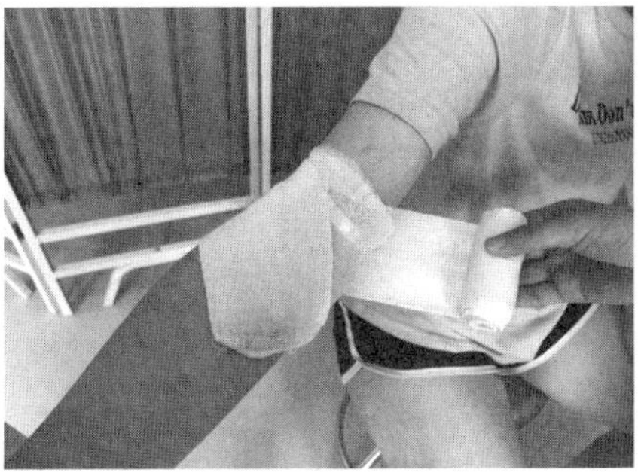 |

**续表**

| 程序 | 内　容 | 操作步骤 |
| --- | --- | --- |
| 实施 | 止血、包扎 | (2) 蛇形包扎法：用于夹板的固定，即将绷带按环形法缠绕数圈后，以绷带的宽度为间隔斜向上或斜向下缠，最后以环形法固定。<br>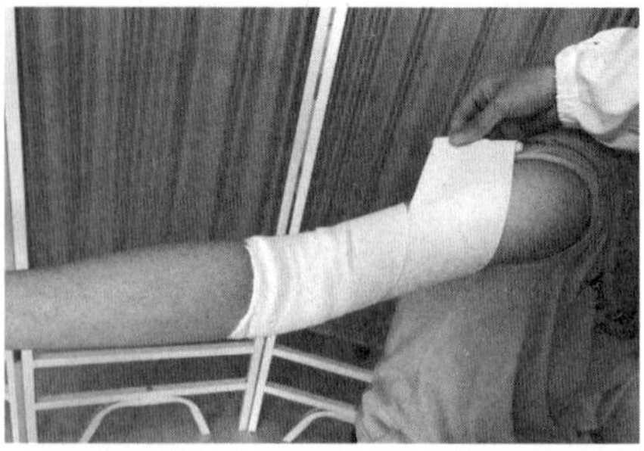<br>(3) 螺旋形法：适用于四肢包扎，将绷带按环形法缠绕数圈，随后上缠的每圈均盖住前一圈的 1/3 或 2/3，最后以环形法固定。<br>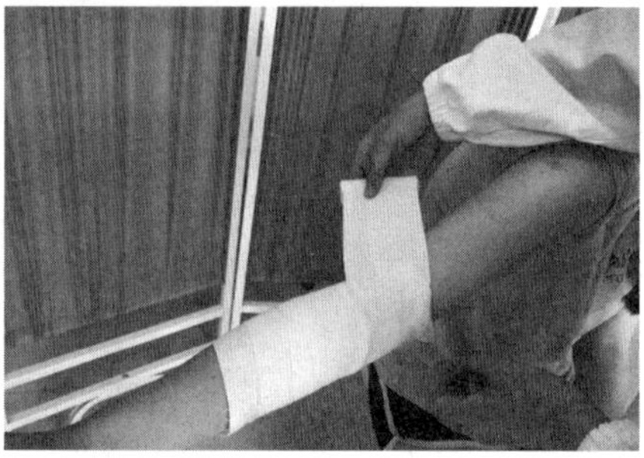<br>(4) "8"字形法：用于关节部位包扎，先将绷带由下而上缠绕，再由上而下呈"8"字形来回缠绕，下一圈应盖住上一圈的 1/3 或 2/3，最后用环形法固定。<br>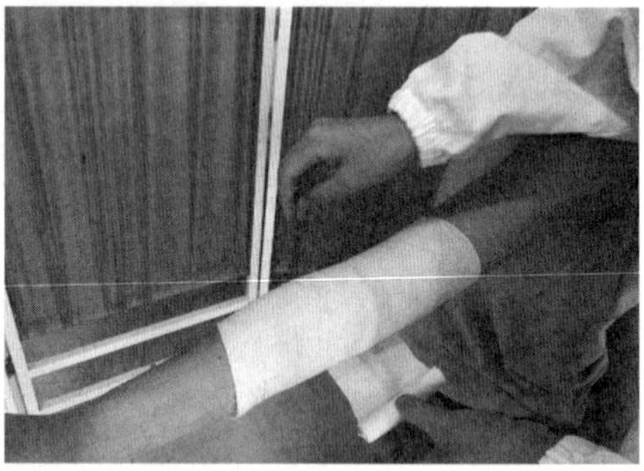<br>3. 包扎应松紧适度，用力均匀，外观平整美观，将指(趾)端外露，便于观察血液循环情况 |
| 评价 | 中老年患者情况 | 止血及时，包扎方法正确，中老年患者舒适 |

**注意事项：**

（1）颈动脉止血法仅用于紧急情况。使用时应注意：一是要避开气管；二是严禁同时压迫两侧颈总动脉，以防脑缺血；三是不可高于环状软骨，以免颈动脉窦受压而引起血压突然下降。

（2）动作轻、稳、熟练，多进行沟通，使中老年患者放松。

（3）加压包扎时注意压力适当，避免过紧、过久包扎，随时观察肢端血液循环情况，预防缺血坏死。

（4）紧急情况下，可以就地取材，用布条、毛巾等进行包扎。

## 六、心肺复苏（胸外按压）

心肺复苏是针对由外伤、疾病、中毒、淹溺、电击等各种原因导致的呼吸停止、心脏骤停等情况，必须紧急采取的重建和促进心脏、呼吸有效功能恢复的一系列措施。它包括初步的基础生命支持技术和后续的高级生命支持技术。其中，基础生命支持又称为现场急救，指在事发现场，由专业或非专业人员对中老年患者实施及时、有效的初步救护，一般进行徒手抢救，直到专业人员接手。

学会初步的心肺复苏，一旦有意外发生时，就可立即做出正确的判断与处理，为进一步抢救直至挽回患者的生命赢得宝贵时间。

心肺复苏（初步）的内容和操作步骤见表 2－19。

**表 2－19　心肺复苏（初步）的内容和操作步骤**

| 程序 | 内　容 | 操作步骤 |
|---|---|---|
| 评估 | 环境评估 | 环境整洁、无异味，温、湿度适宜，远离火源 |
| | 中老年患者评估 | 评估患者的病情、意识状态、呼吸、脉搏、有无义齿等情况 |
| 诊断 | 心脏呼吸骤停 | 经评估判断中老年患者发生心脏呼吸骤停，需要立即进行救治 |
| 计划 | 心肺复苏 | 计划立即对中老年患者进行心肺复苏 |
| 实施 | 准备 | 1. 用物：血压计、听诊器，必要时备木板、脚踏凳；<br>2. 护理员衣帽整洁，洗净双手 |
| | 操作器具 | 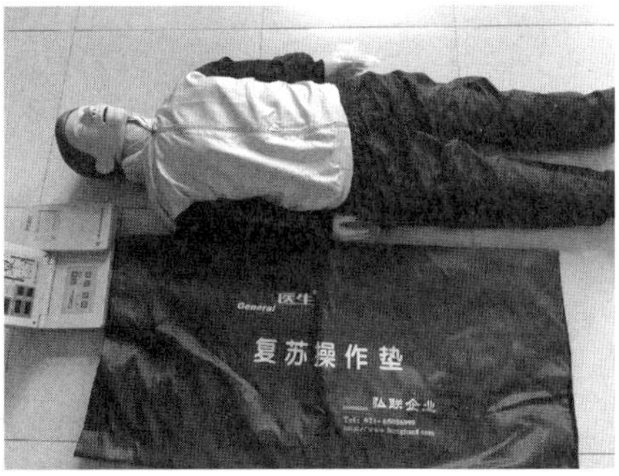  |

续表

<table>
<tr><th>程序</th><th>内 容</th><th>操作步骤</th></tr>
<tr><td>实施</td><td>识别</td><td>1. 双手轻拍中老年患者面颊或肩部，并在耳边大声呼唤，判断意识状态。<br>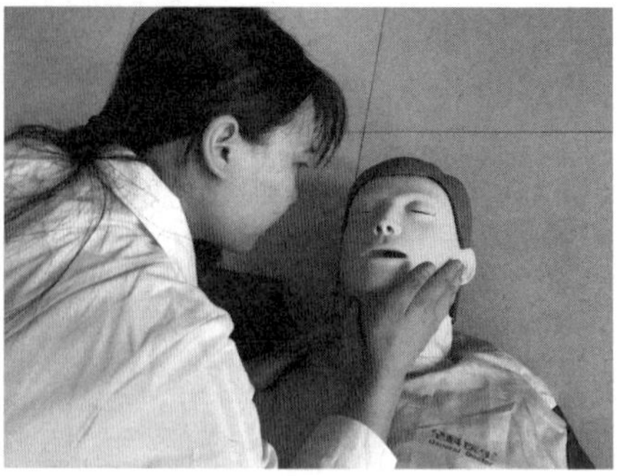<br>2. 判断大动脉是否有搏动：<br>(1) 颈动脉：用食指、中指指端先触及气管正中(男性可先触及喉结)，然后滑向颈外侧气管与肌群之间的沟内，触摸是否有搏动。<br>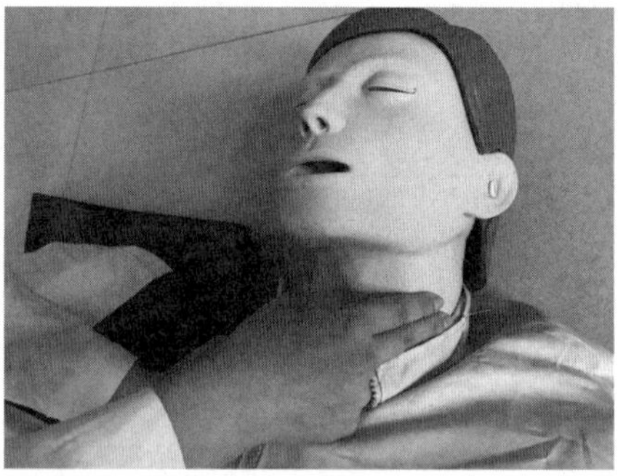<br>(2) 股动脉：于腹股沟韧带下方触摸股动脉搏动，触摸股动脉时间为 5～10s<br>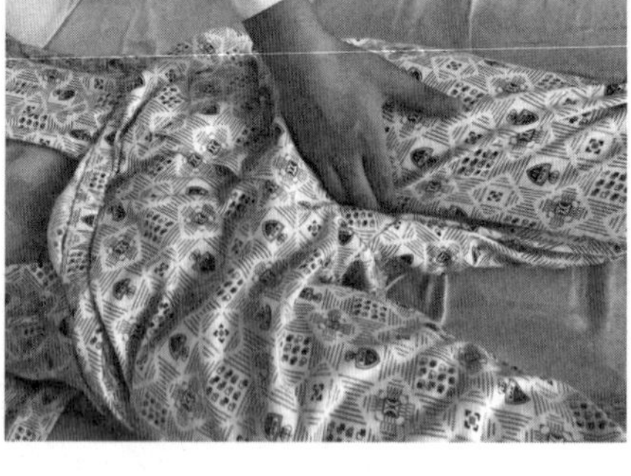</td></tr>
</table>

续表

<table>
<tr><th>程序</th><th>内　容</th><th>操作步骤</th></tr>
<tr><td>实施</td><td>心肺复苏</td><td>1. 求助他人帮忙拨打 120 或呼叫医护人员，立即实施心肺复苏。<br>2. 体位：仰卧于平地或硬板床，去枕，头后仰，松开衣裤。<br>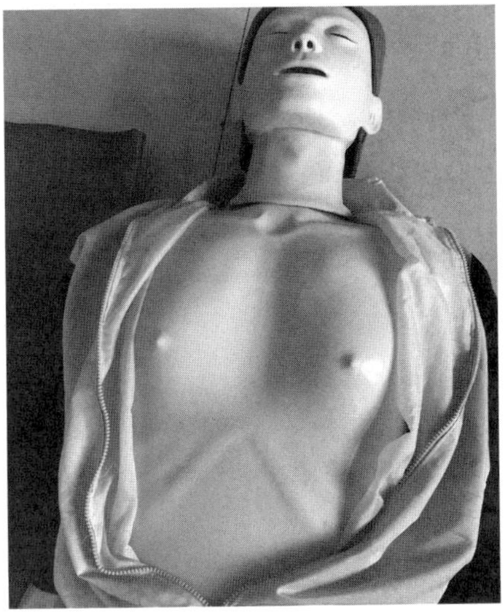<br>3. 胸外按压：抢救者站在或跪于中老年患者一侧。<br>部位：两乳头连线中点（如女性患者两乳头不好定位，可定位于胸骨中下段 1/3 处）。<br>方法：一手掌根放于按压部位，另一手以拇指根部为轴心叠于下掌背上，手指翘起不接触胸壁；双肘关节伸直，依靠抢救者的体重、臂力，对中老年患者有节律地垂直施加压力。<br>按压力度：使胸骨下陷至少 5cm，然后迅速放松，使胸骨自然复位，如此反复。<br>按压频率：每分钟至少 100 次，按压与放松时间比为 1∶2，放松时掌根不离开胸壁<br>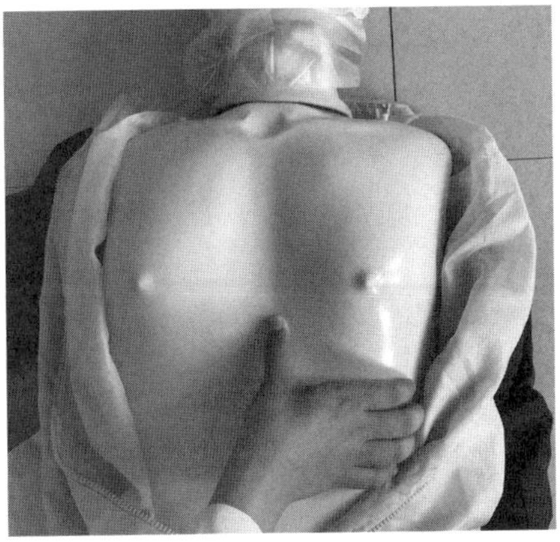</td></tr>
</table>

续表

| 程序 | 内　容 | 操作步骤 |
| --- | --- | --- |
| 实施 | 心肺复苏 | 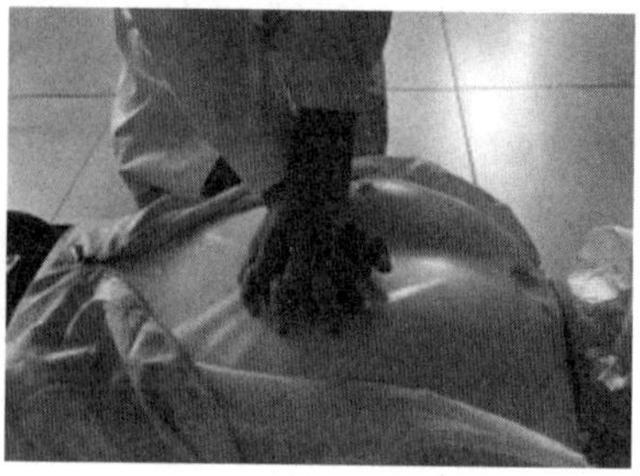<br>4. 打开气道：将中老年患者头偏向一侧，清除其口腔内分泌物、异物。<br>(1) 仰头提颏法：抢救者一手的小鱼际置于中老年患者前额，使头后仰，另一手食指、中指置于中老年患者的下颌下方，将颏部向上抬起。<br>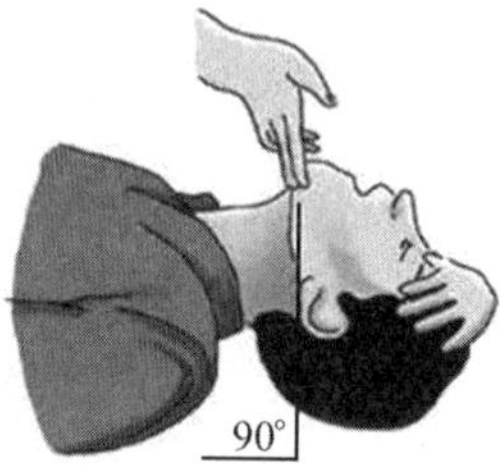<br>(2) 双下颌上提法：抢救者双肘置于中老年患者头部两侧，双手食指、中指、无名指放在中老年患者下颌及后方，向上或向后抬起下颌。适于颈部有损伤的中老年患者。<br>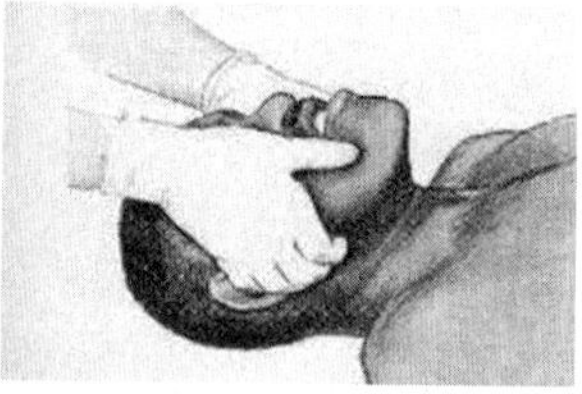<br>5. 人工呼吸：首选口对口人工呼吸法。<br>呼吸方法：在中老年患者口鼻部盖一层纱布或隔离膜，保持中老年患者头后仰，拇指和食指捏住中老年患者鼻孔；抢救者深吸一口气、屏气，双唇完全包住中老年患者的口部，用力吹气，使胸廓扩张；吹气毕，立刻松开捏鼻孔的手，抢救者头稍抬起，侧转换气，同时观察胸部复原情况。<br>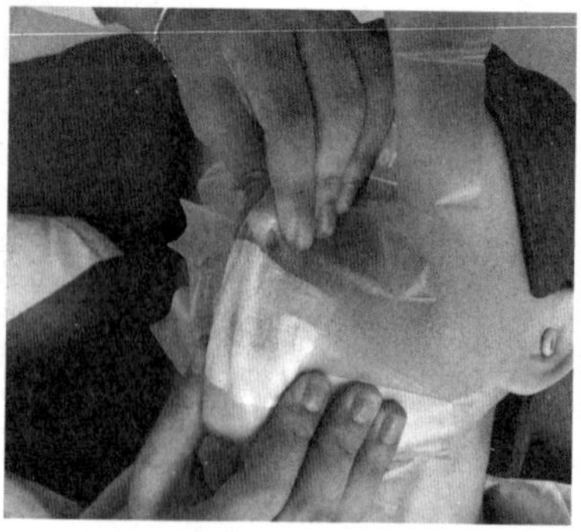 |

续表

| 程序 | 内　容 | 操作步骤 |
|---|---|---|
| 实施 | 心肺复苏 | 呼吸频率：每6～8s做1次人工呼吸（每分钟8～10次）；胸外按压与人工呼吸的比率为30∶2。<br>6. 观察中老年患者情况 |
| 评价 | 中老年患者情况 | 5组（胸外按压＋人工呼吸）完成后进行心肺复苏效果评估，其有效指标：第一，能触摸大动脉搏动或血压在60mmHg以上；第二，口唇、面色、甲床由发绀变为红润；第三，瞳孔由散大变为正常；第四，呼吸逐渐恢复；第五，昏迷变浅，出现反射或挣扎 |

**注意事项：**

(1) 施救前判断意识、脉搏，确认动脉搏动消失才可以进行胸外按压。

(2) 胸外按压部位要准确，用力适度。注意两臂伸直，两肘固定不动，双肩位于双手的正上方，每次按压后保证胸廓回弹再进行下一次按压。

(3) 人工呼吸时，保证患者气道通畅，抢救者完全包绕中老年患者口部不漏气。每次呼吸应有明显的胸廓隆起，否则容易导致呼吸复苏失败。

# 第三章　日常生活康复活动

**本章导读**　适宜的康复活动对中老年患者的身心健康具有重要意义。根据中老年患者的生理、心理特点，为其配置适宜的健身器材、辅助器械，通过有目的地组织中老年患者开展各类康复活动，掌握健身器材和辅助器械的应用方法，可以满足中老年患者生理和心理的需要，提高中老年患者的生活自理能力、娱乐活动能力，促进中老年患者的康复，提高其生活质量。

## 第一节　使用拐杖

使用拐杖的内容和操作步骤见表 3－1。

**表 3－1　使用拐杖的内容和操作步骤**

| 程序 | 内　容 | 操作步骤 |
|---|---|---|
| 评估 | 环境评估 | 环境宽敞、整洁，温、湿度适宜，地面平整、无积水 |
| | 中老年患者评估 | 1. 评估中老年患者的疾病、意识状况、配合程度、四肢肌力；<br>2. 评估中老年患者身高、体重、衣服是否宽松舒适、是否穿防滑鞋 |
| 诊断 | 行走能力弱 | 经过评估，判断中老年患者自主行走能力降低，需要使用拐杖以帮助其行走 |
| 计划 | 使用拐杖 | 计划让中老年患者使用拐杖 |
| 实施 | 准备 | 1. 用物：合适的拐杖，视情况准备保护腰带；<br>2. 护理员衣着整洁，洗净双手 |
| | 检查并调节拐杖 | 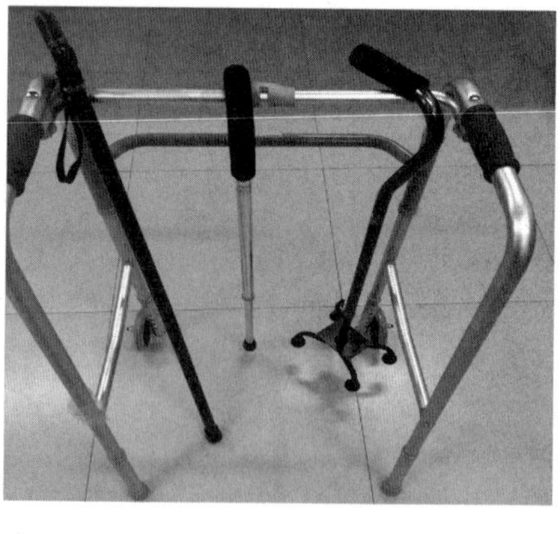 |

**续表**

| 程序 | 内　容 | 操作步骤 |
| --- | --- | --- |
| 实施 | 解释 | 沟通并解释操作目的及配合要点 |
| | 使用拐杖<br>（协助并保护） | 1. 检查：拐杖扶手舒适、防滑；连接处连接紧密、无松动；底座橡皮垫有足够吸力和摩擦力，并紧密固定于拐杖底端。<br>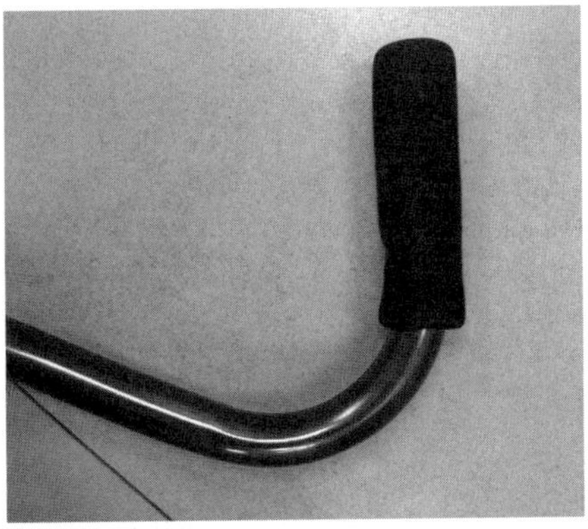<br>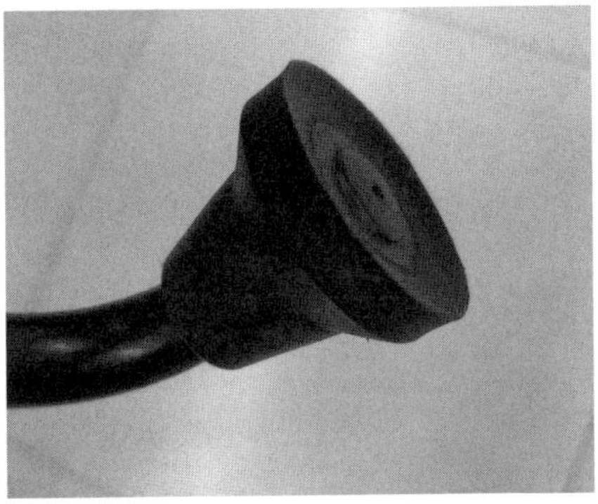<br>2. 教会中老年患者检查拐杖性能。调节拐杖高度为中老年患者手臂自然下垂时从地面到手腕的高度；使用拐杖时，肘弯曲角度以150°为宜；拐杖底端着力点在同侧脚旁15cm处；必要时，佩戴保护腰带；用健侧手、惯用手或较有力的手持拐杖。<br>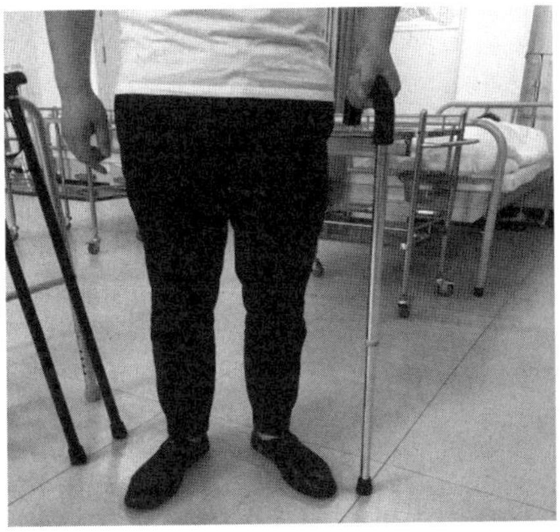 |

续表

| 程序 | 内　容 | 操作步骤 |
| --- | --- | --- |
| 实施 | 使用拐杖<br>（协助并保护） | 3. 示范并教会中老年患者使用拐杖。<br>（1）三点行走：双脚并拢，重心移到健侧脚上，把拐杖向前移出一步远；向前迈出患侧脚；重心缓慢移动至拐杖和患侧脚上，健侧脚迈出，两脚平齐；如此循环（拐杖—患侧—健侧）。<br>（2）两点行走：双脚并拢，同时伸出拐杖和患侧脚并支撑体重；迈出健侧脚。如此，拐杖和患侧脚作为一点，健侧脚作为一点，交替支撑体重（拐杖＋患侧—健侧）。<br>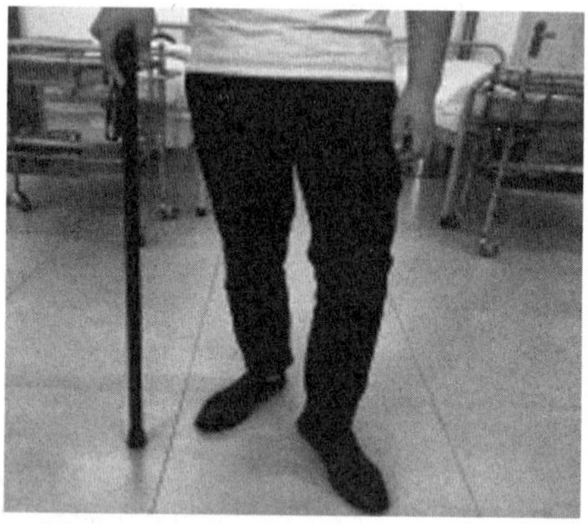<br>（3）上下台阶：上台阶时，首先把拐杖放到上一个台阶，然后上健侧脚，重心移到健侧脚，再跟上患侧脚；下台阶时，拐杖先放到下一个台阶，然后下患侧脚，再下健侧脚。<br>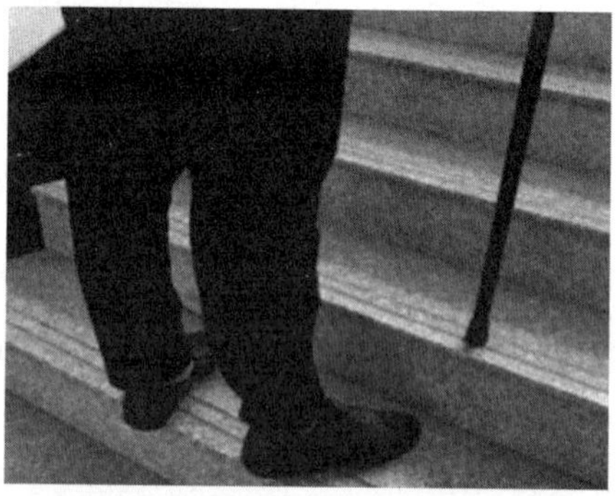<br>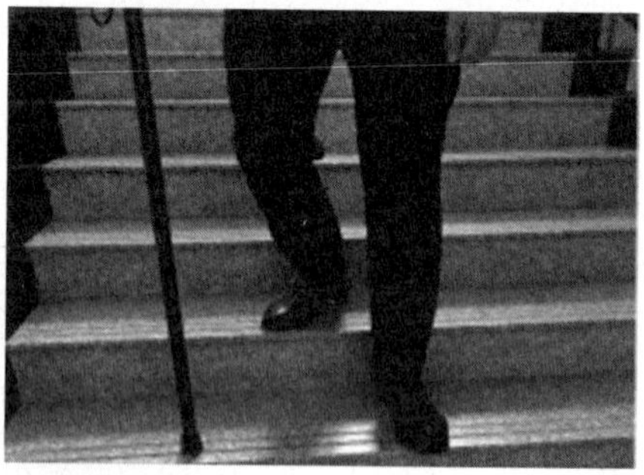<br>（4）过障碍物：靠近障碍物后，将拐杖移到障碍物前方，先迈出患侧脚，调整重心后，再跟进健侧脚。 |

续表

| 程序 | 内　容 | 操作步骤 |
|---|---|---|
| 实施 | 使用拐杖（协助并保护） | 4. 询问、观察中老年患者的感受，沟通并鼓励中老年患者。康复护理员站在中老年患者患侧，一手支托中老年患者腋下，另一手固定中老年患者上肢，或提拉保护腰带以保护中老年患者 |
| 评价 | 中老年患者情况 | 锻炼适度、安全，无跌倒 |

**注意事项：**

（1）使用拐杖前，认真检查拐杖的性能，确保中老年患者安全使用拐杖。

（2）选择适合中老年患者的拐杖，并根据中老年患者的身高、体重等进行调节。

（3）锻炼过程中，应多进行沟通交流，了解中老年患者的情况，耐心协助中老年患者进行锻炼。

（4）未熟练使用拐杖的中老年患者，应慢慢进行锻炼，每次移步前先调整好重心，并有人陪伴协助，以防跌倒等意外发生。

## 第二节　使用轮椅

使用轮椅的内容和操作步骤见表 3－2。

**表 3－2　使用轮椅的内容和操作步骤**

| 程序 | 内　容 | 操作步骤 |
|---|---|---|
| 评估 | 环境评估 | 环境宽敞、整洁，温、湿度适宜，地面平整、无积水 |
| | 中老年患者评估 | 评估中老年患者的疾病、意识状态、配合程度、四肢活动能力 |
| 诊断 | 行走能力弱 | 根据评估结果，判断其行走能力较弱，需要使用轮椅进行活动，以保证安全 |
| 计划 | 使用轮椅 | 计划让中老年患者使用轮椅 |
| 实施 | 准备 | 1. 用物：轮椅、安全带，必要时备毛毯；<br>2. 护理员衣着整洁，洗净双手 |
| | 检查轮椅 | 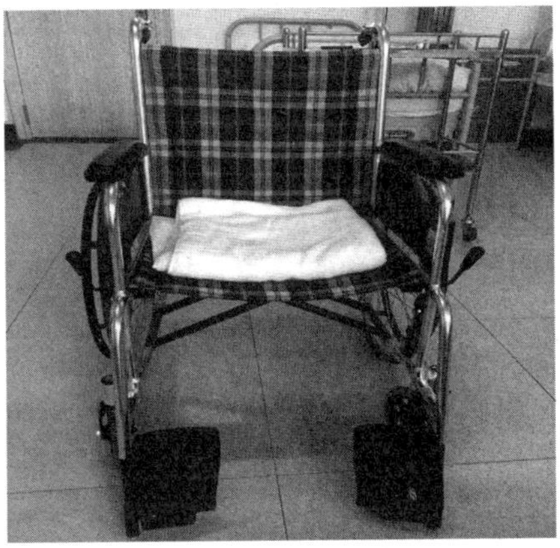 |

续表

| 程序 | 内　容 | 操作步骤 |
|---|---|---|
| 实施 | 解释 | 沟通并解释操作目的：满足中老年患者活动和社交的需要；增加活动范围；安全移动中老年患者 |
| | 使用轮椅<br>（转移中老年患者） | 1. 检查：确保轮椅各部件连接紧密，轮胎、刹车性能完好，坐垫、靠背稳固；收起脚踏板。<br>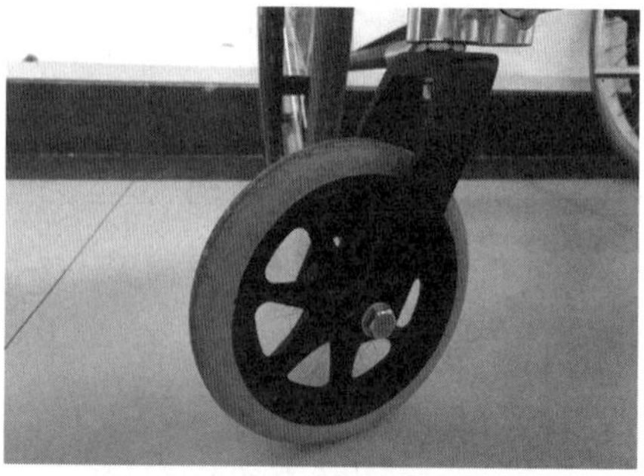<br>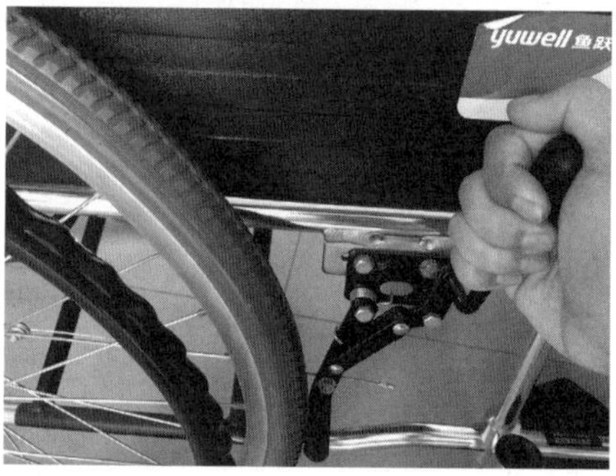<br><br>2. 推轮椅至中老年患者床旁，使轮椅与床呈 45°角或使轮椅靠背与床尾平齐；拉起车闸，固定轮椅。<br>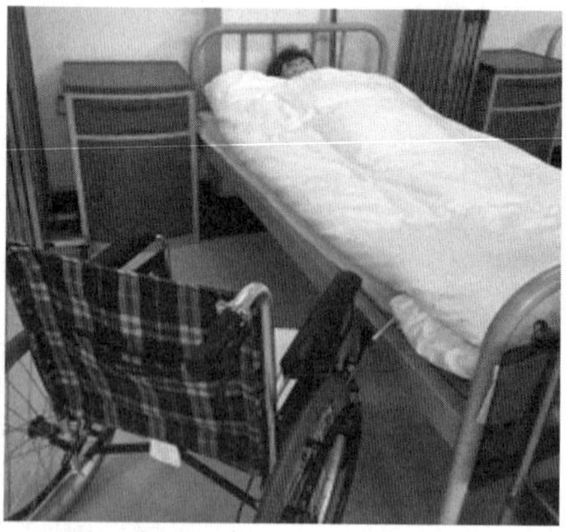 |

续表

| 程序 | 内容 | 操作步骤 |
| --- | --- | --- |
| 实施 | 使用轮椅<br>(转移中老年患者) | 3. 向中老年患者解释将要进行的动作,取得患者的配合,由卧位转为床边坐起;协助中老年患者卧于床边,护理员一手托肩部,另一手扶托中老年患者远侧膝部外侧,扶中老年患者坐到床边。<br>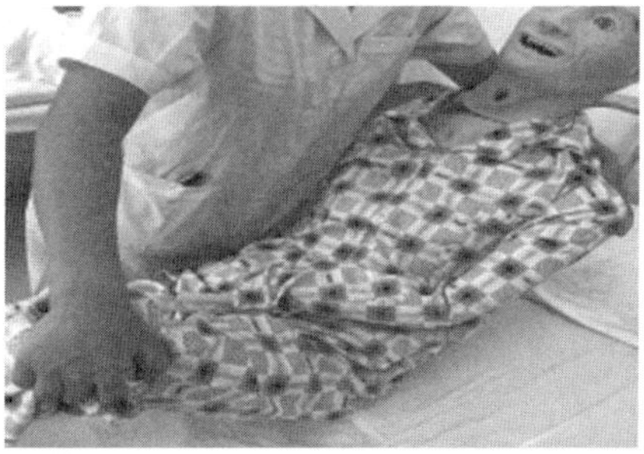<br>(1) 观察、询问中老年患者,确定无头晕等不适,将中老年患者由床边坐位转为站立位。<br>(2) 让中老年患者双手搭在护理员肩上,护理员扶起中老年患者腰部(或拉起其腰带);将一腿膝部置于中老年患者两膝之间,另一腿放在外侧,抵住中老年患者膝部将其固定,使中老年患者站立。<br>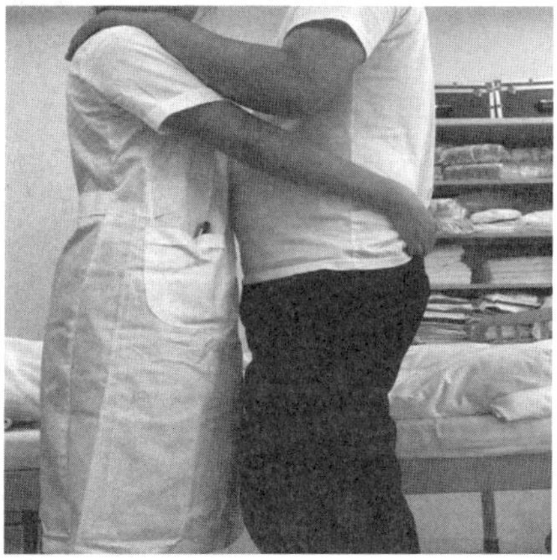<br>(3) 观察、询问中老年患者,确定无头晕等不适,以外侧脚为轴点,旋转身体,协助中老年患者平稳坐于轮椅上。<br>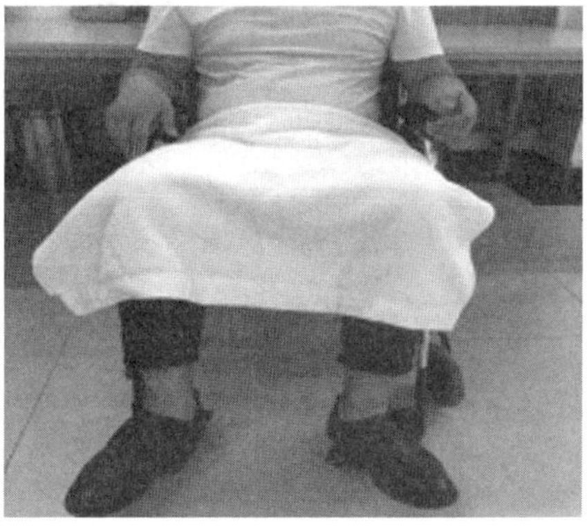 |

续表

| 程序 | 内　容 | 操作步骤 |
| --- | --- | --- |
| 实施 | 使用轮椅<br>（转移中老年患者） | （4）观察、询问中老年患者，确定无头晕等不适，协助调整坐姿：护理员站在轮椅靠背后，双手从中老年患者腋下托住中老年患者，调整中老年患者坐姿，使其坐满轮椅，系好安全带；放下脚踏板，中老年患者脚放于脚踏板上；根据情况盖上毛毯。<br>4. 松开车闸，推轮椅。<br>5. 上下台阶。<br>（1）上台阶：提前告知中老年患者，然后脚踩轮椅尾部的杠杆，抬起前轮，以两后轮为支点，使前轮平稳移上台阶，再以两前轮为支点，双手抬高车把、抬起后轮，平稳移上台阶。<br>（2）下台阶：提前告知中老年患者，将轮椅背向前进方向，护理员在前，轮椅在后，叮嘱中老年患者抓好扶手；提起车把，将后轮平稳移至下一台阶，然后以两后轮为支点，抬起前轮，再将前轮平稳移至下一台阶。<br>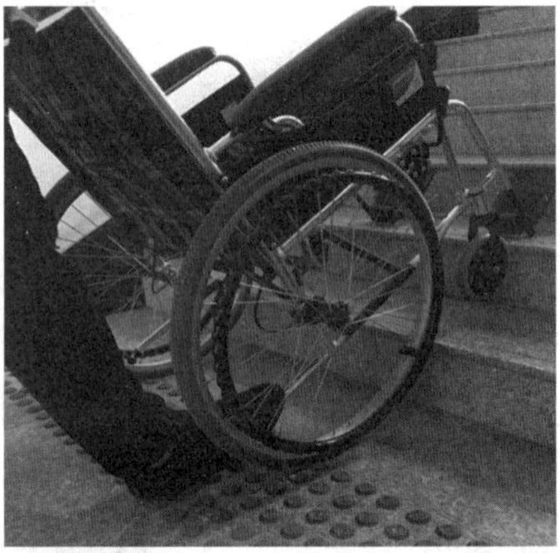<br>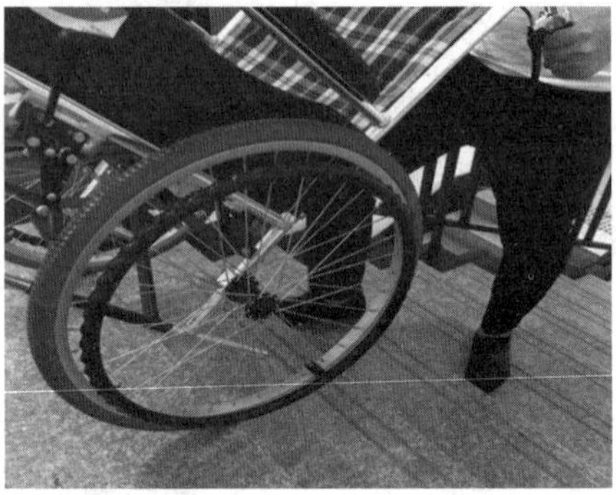<br>6. 上下坡：下坡时提前告知中老年患者，将轮椅背向前进方向，护理员在前，轮椅在后，叮嘱中老年患者抓好扶手；护理员一边观察前路情况，一边缓慢下坡。<br>7. 上下电梯：上下电梯时提前告知中老年患者，将轮椅背向前进方向，护理员在前，轮椅在后，叮嘱中老年患者抓好扶手；护理员一边观察前路情况，一边缓慢上下电梯；进入电梯后，及时拉紧车闸 |
| 评价 | 中老年患者情况 | 安全移动，无不适 |

**注意事项：**

（1）操作过程中，注意观察道路情况，随时注意中老年患者的表现，询问中老年患者有无不适。

（2）使用轮椅时，要平稳移动，避免突然加速、减速和改变方向，避免车体较大的震动，防止中老年患者发生意外。

（3）操作过程中，随时与中老年患者交流、沟通，掌握中老年患者的情况。

## 第三节　穿脱衣裤

穿脱衣裤的内容和操作步骤见表 3－3，示例中患者右侧肢体活动不便。

**表 3－3　穿脱衣裤的内容和操作步骤**

| 程序 | 内　容 | 操作步骤 |
| --- | --- | --- |
| 评估 | 环境评估 | 环境宽敞、整洁，温、湿度适宜 |
| | 中老年患者评估 | 评估中老年患者的疾病、意识状况、配合程度、四肢活动情况 |
| 诊断 | 自主穿脱衣裤能力受损 | 根据评估结果，判断其自主穿脱衣裤的能力下降，需要护理员协助并教会其穿脱衣裤 |
| 计划 | 穿脱衣裤 | 计划协助其穿脱衣裤，并逐渐教会其自主穿脱衣裤 |
| 实施 | 准备 | 1. 用物：宽松衣裤；<br>2. 护理员衣着整洁，洗净双手 |
| | 解释并检查 | 1. 沟通并解释操作目的、配合要点，确定训练目标；<br>2. 检查：确保衣裤宽松舒适、无破损；揉搓双手使双手温暖并保持 |
| | 自主穿脱衣裤（协助并保护） | 护理员向中老年患者示范：<br>1. 穿脱开襟上衣。<br>（1）穿法：用健侧手将患侧手穿入衣袖，将衣领拉至患侧肩上，然后由颈后抓住衣领并向健侧肩拉，拉倒健侧后，将健侧手穿入衣袖内，系好纽扣并整理。<br>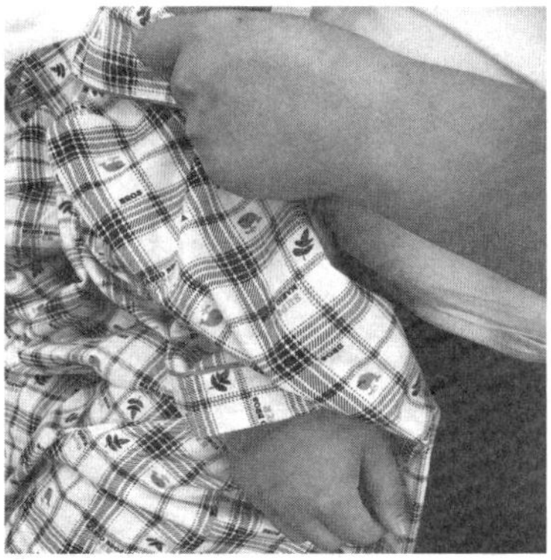 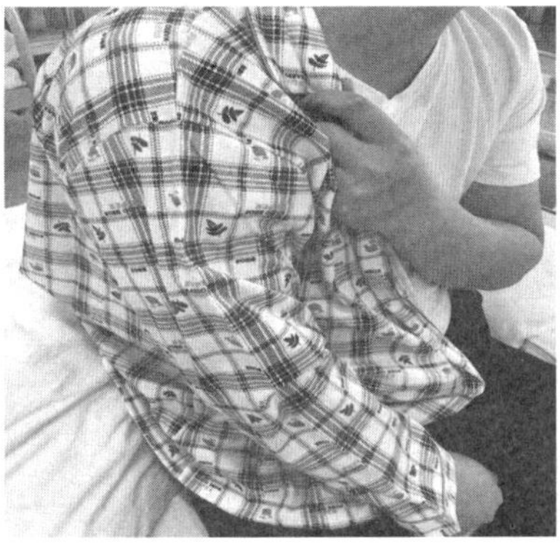 |

续表

| 程序 | 内　容 | 操作步骤 |
|---|---|---|
| 实施 | 自主穿脱衣裤（协助并保护） | 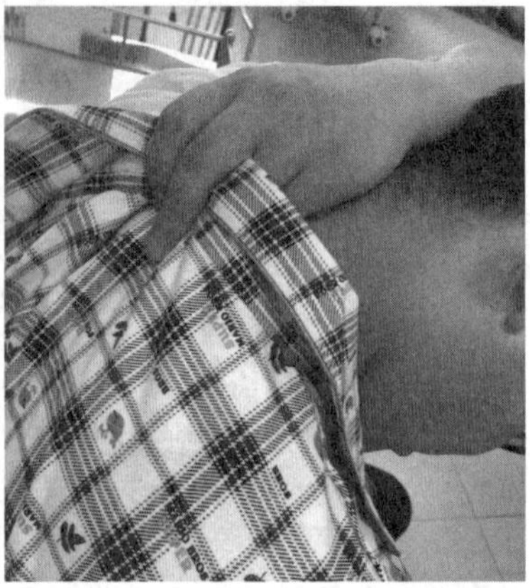<br>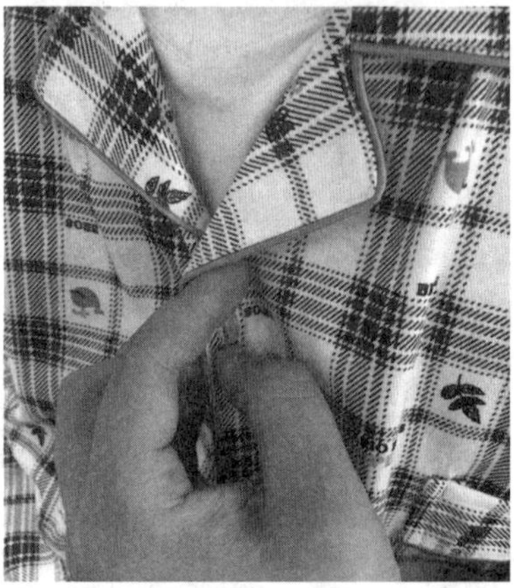<br>（2）脱法：解开纽扣，健侧手抓住患侧衣领，先脱至患侧肩部脱出，然后抓住健侧衣领脱至健侧肩部脱出，健侧手退出衣袖，将脱下的衣服从身后向患侧手的方向整理，拉下患侧衣袖直至患侧手从衣袖中脱出完成脱衣。<br>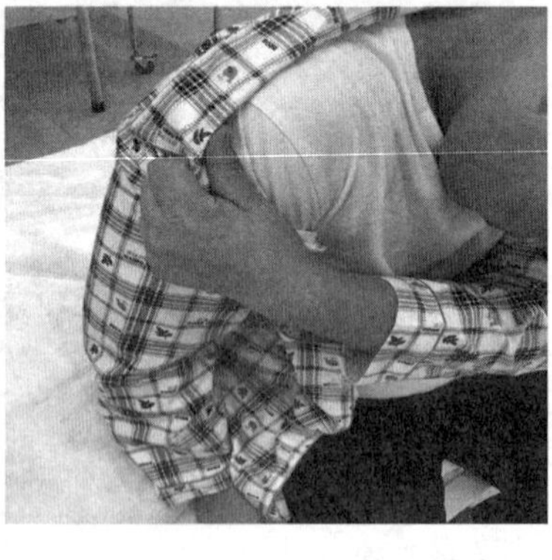 |

续表

| 程序 | 内　容 | 操作步骤 |
| --- | --- | --- |
| 实施 | 自主穿脱衣裤<br>（协助并保护） | 2. 穿脱套头上衣。<br>（1）穿法：先将衣袖穿入患侧手至肘部以上，再穿健侧衣袖，最后套头。<br>（2）脱法：先将衣服拉至胸部以上，再用健侧手将衣服拉住，在背部从头脱出健侧手，最后脱出患侧衣袖。<br>3. 穿脱裤子。<br>（1）穿法：健侧腿放在患侧腿下，患侧腿穿上裤腿后尽力上提至膝部以上，然后将患侧腿放下，再将健侧腿穿上裤腿，拉到膝部以上，慢慢向上拉到腰部，整理完成。<br>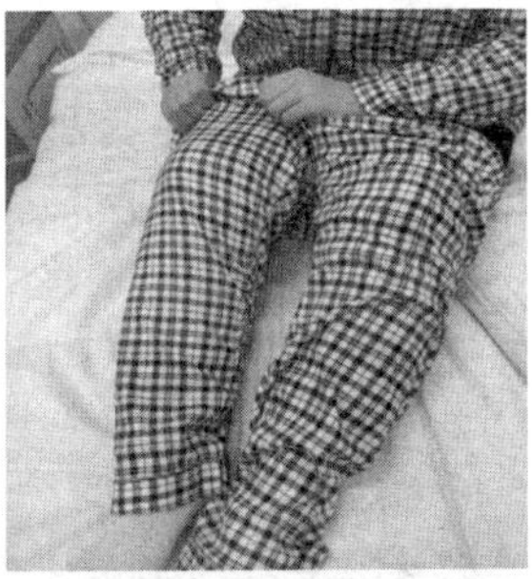<br>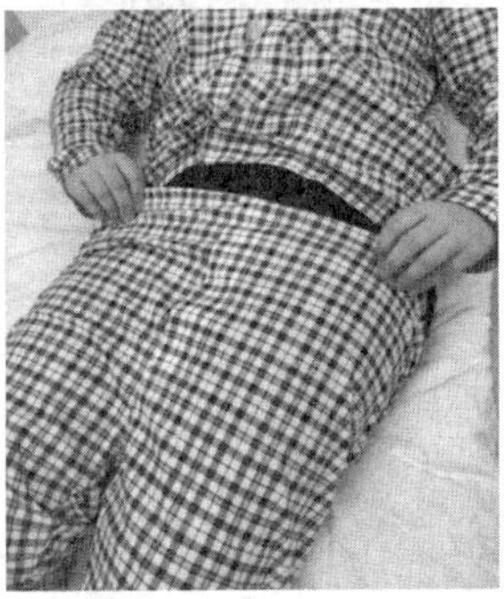<br>（2）脱法：先脱健侧腿，然后脱患侧腿。<br>4. 向中老年患者示范后再训练其自主穿脱衣裤。<br>（1）穿衣服时，护理员站在中老年患者患侧，先帮中老年患者穿患侧衣裤；训练中老年患者自己穿健侧的衣裤，必要时应给予协助，保证安全。<br>（2）脱衣服时，护理员站在中老年患者健侧，先协助中老年患者脱去健侧衣袖；训练中老年患者自己脱患侧的衣袖，必要时应给予协助，保证安全。<br>5. 询问、观察中老年患者的情况，并鼓励患者 |
| 评价 | 中老年患者情况 | 锻炼适度、安全 |

## 注意事项：

（1）进行训练时，动作要轻柔，避免对中老年患者造成损伤。

（2）训练过程关注中老年患者的反应，随时交流沟通，了解中老年患者的感受，根据的实际情况调整训练强度，给予适当帮助，不可催促完成。

（3）训练过程中注意保护中老年患者的安全。

（4）注意观察训练的效果，可以为下次的训练强度提供参考。

## 第四节　协助翻身

协助翻身的内容和操作步骤见表 3 - 4，以平卧位转右侧卧位为例。

**表 3 - 4　协助翻身的内容和操作步骤**

| 程序 | 内　容 | 操作步骤 |
|---|---|---|
| 评估 | 环境评估 | 环境宽敞、整洁，温、湿度适宜 |
| | 中老年患者评估 | 评估中老年患者的疾病、意识状况、配合程度、四肢活动情况 |
| 诊断 | 需要翻身 | 根据评估结果认为患者需要翻身 |
| 计划 | 协助翻身 | 计划 0.5h 后为患者翻身 |
| 实施 | 准备 | 1. 用物：软枕或体位垫，视情况准备干净衣裤、床单、尿垫等；<br>2. 护理员衣着整洁，洗净双手 |
| | 解释 | 1. 沟通并解释操作目的：促进血液循环，提高舒适度，预防压疮；<br>2. 配合要点：翻身为右侧卧位 |
| | 体位移动 | 1. 掀开盖被，中老年患者仰卧、屈膝，双手交叉放于胸腹部。<br>2. 移向一侧：护理员站在中老年患者左侧，一手托起中老年患者肩颈部，另一手托腰部，将中老年患者上半身抬起移至护理员侧；然后一手托中老年患者腰部，另一手托大腿，将中老年患者下半身移至护理员侧<br>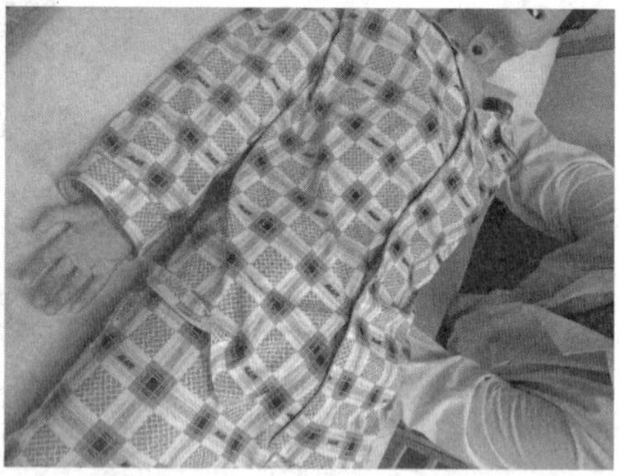<br>3. 床挡：拉起左侧床挡<br>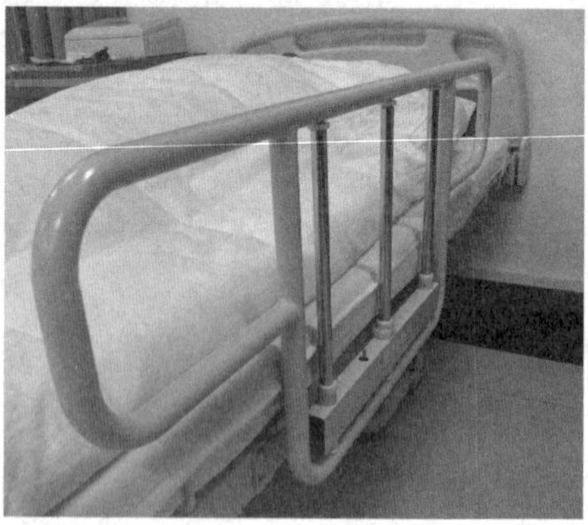 |

续表

| 程序 | 内 容 | 操作步骤 |
|---|---|---|
| 实施 | 翻身<br>（软枕支撑） | 1. 翻身：<br>（1）护理员转至中老年患者右侧，一手托起患者肩部，另一手扶托患者髋部，将患者轻轻翻身至护理员侧。<br>（2）将中老年患者双膝倒向护理员侧，呈侧卧位。<br>（3）调整卧位，使中老年患者舒适。<br>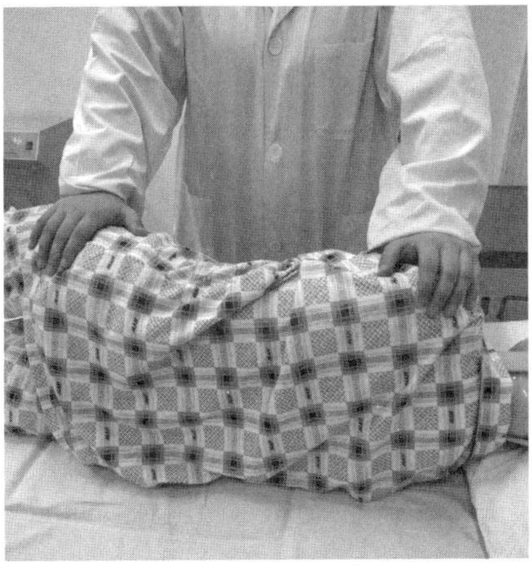<br>2. 垫枕：<br>（1）在中老年患者背部、胸前放软枕或体位垫，以支撑中老年患者体位。<br>（2）上侧腿略向前屈，膝下垫软枕。<br>（3）必要时，在手肘处也垫小软枕。<br>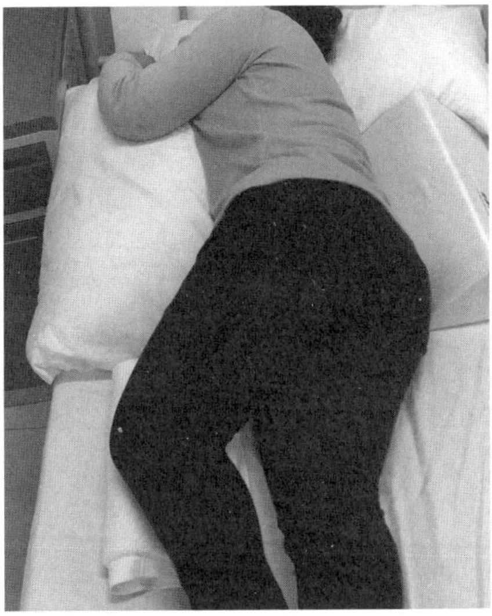<br>3. 床挡：拉起右侧床挡。<br>4. 询问中老年患者体位舒适情况 |
| | 整理 | 整理床单位 |
| 评价 | 中老年患者情况 | 翻身时无不适；翻身后体位舒适 |

**注意事项：**

（1）翻身动作应轻、稳、熟练，操作过程中关注中老年患者的感受，保持良好的沟通。

（2）注意保护中老年患者的隐私，保证中老年患者安全。

（3）如果中老年患者身上有导管，应先妥善固定导管后再翻身。

# 第四章　常见病康复训练

**本章导读**

标准体态是人体体态的理想状态，但是在人体的整个骨骼系统中，尤其是脊椎，不发生移位或偏位几乎是没有的，所以附着在骨骼上的肌肉也就无法达到理想的平衡。

由于骨骼、肌肉、神经在解剖位置上的密切关系，在体态失衡的早期并不会出现症状，所以不容易被发现。但失衡后，人体各相关部位会出现一些补偿来达到相对的平衡，这种平衡不是真正意义上的平衡，到一定的时候身体会出现相应的症状。中老年人是症状的高发人群。早期的症状或许是偶尔出现，如某些代偿肌组织及其附着点酸痛等，症状的持续时间也不长，容易被忽略，所以专业的体态肌肉评估和骨骼力学体检非常有必要，这些是针对性锻炼的重要参考依据。

本章介绍了一些简单的训练方法，能在一定程度上逆转或改善中老年患者的体态失衡状态。

## 第一节　康复训练的概述

### 一、康复训练的概念

广义的康复训练：根据身体的功能状况及运动障碍，运用各种训练方法，消除或减轻病、伤、残者的身心、社会功能障碍，达到和保持生理、感官、心理状态和（或）社会功能上的最佳水平，改变其生活，增强自立能力，使病、伤、残者能重返社会，提高生存质量。

狭义的康复训练：运用运动的方式使身体尽可能地恢复关节及体态平衡，从而使人体的神经和血管的功能不被干扰，以达到提高生活质量的目的。

### 二、康复训练的内容

以内核心肌群稳定性训练和其他关节肌肉平衡训练为主。

### 三、康复训练的作用

（1）提升肌肉的力量。

（2）提高关节稳定性和活动能力。

（3）恢复和提升神经肌肉的运动协调能力。

## 四、康复训练的适应证

康复训练适用于体态评估异常、X线拍片评估关节移位,以及以上问题造成的单个关节或多关节肌肉不平衡的患者。

# 第二节 康复训练的实施

## 一、内核心肌群锻炼

### 1. 内核心肌群锻炼的概念

内核心肌群包括多裂肌、盆底肌、腹横肌和膈肌。在肋骨底部到骨盆的区域,这些肌肉组成了一个类似圆柱形的束腹结构包围着腰椎,并共同协作保持腰椎、骨盆和胸腔稳定。稳定的腰椎、骨盆和胸腔对预防损伤非常重要,也是让肢体高效运动的基础。内核心肌群越稳定,肢体越能发挥出力量,受伤的风险也越小。在运动时,内核心肌群会比更靠近皮肤的肌肉更早收缩,或者说,用以稳定腰椎、骨盆和胸腔的内核心肌群要优先于外核心肌群收缩。例如,研究表明,腹横肌、盆底肌和膈肌在手臂运动中的收缩时间平均早于外核心肌群30ms,在所有方向的腿部运动中的收缩时间平均早于外核心肌群110ms。躯干的外核心肌群的收缩也晚于内核心肌群,且外核心肌群收缩的速度取决于肢体运动的方向。内核心肌群的特殊之处在于它们独立于外核心肌群,直接受中枢神经系统的支配。实验表明,当一块内核心肌群收缩时,其他的内核心肌群也会跟着收缩。这表明这些肌肉处于同一个神经反射回路中。

内核心肌群可以被疼痛、某些神经反射、感觉-运动失忆、内脏-躯体反射所抑制。一个简单的例子,腹部或腰椎疼痛、缺乏运动或内脏的炎症会导致一些内核心肌群的活动被抑制,无法正常地收缩,使脊柱缺少了保护,增加了损伤的风险,也导致一些功能被抑制。

### 2. 内核心肌群锻炼的方法

俯卧撑练习(跪式),如图4-1所示。

起始姿势:双膝并拢跪在地上,双手与肩同宽俯卧直臂支撑于地面,脊柱自然中立位。不可往地面塌腰,也不可后拱。

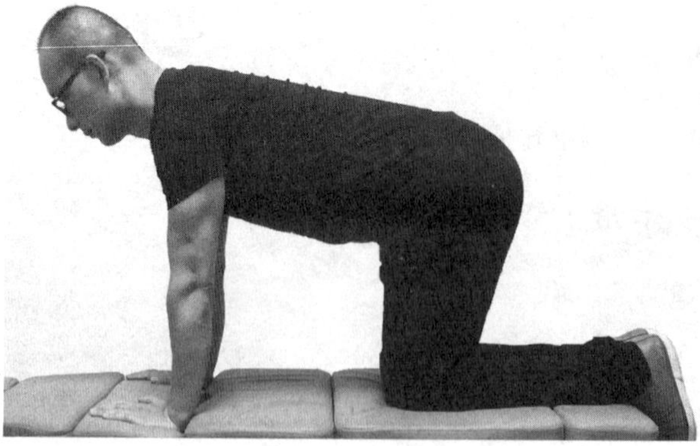

图4-1 跪式俯卧撑

动作要领:吸气时肚子放松,自然鼓向地面;呼气时脊柱保持不动,肚脐慢慢往脊柱靠拢,同时收缩盆底肌,保持 5～10s。然后重复以上动作。

如果以上动作熟练后,可以增加难度。起始姿势后,同时轻微抬右手左膝,不抬离地面,但支撑力需转移到左手右膝,肌肉收缩保持 5～10s,这时可以自然呼吸。以上动作交替进行,注意脊柱始终保持自然中立位,躯干与髋部尽量不侧向移动。

## 二、身体各部位的康复练习方法

### 1. 颈部练习操

(1) 颈部前移(图 4-2)。先从颈部挺直开始,慢慢地向前滑动下巴,保持 5s,并返回到开始位置,重复做 10 次。

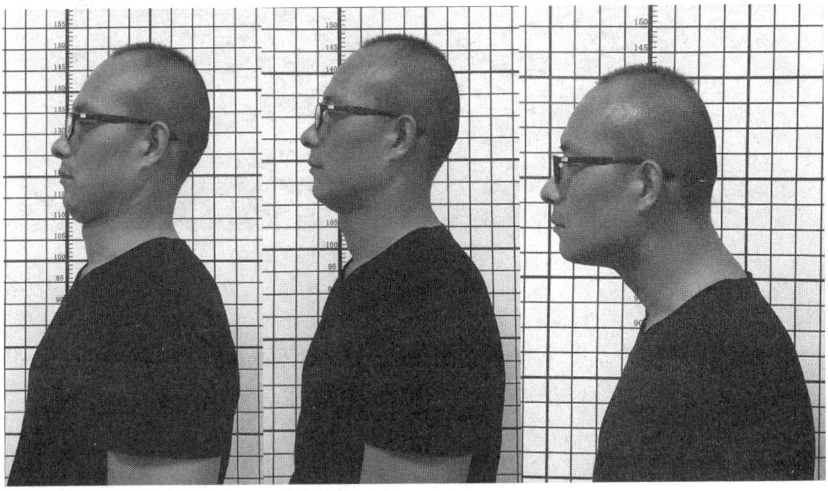

图 4-2　颈部前移

(2) 抬头后仰(图 4-3)。不能拱起背部,保持胸椎中立,慢慢移动头向后仰,目光向上,保持 5s,再回到开始姿势,重复做 10 次。

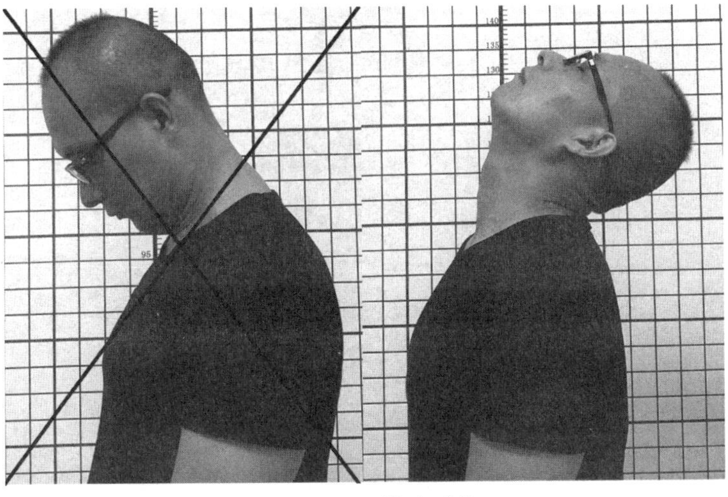

图 4-3　抬头后仰

（3）颈部侧转（图 4-4）。首先直视前方，慢慢把头转向左侧，保持 10s，回到起始位置；然后慢慢地转动头到另一边，保持 10s，回到开始姿势，重复做 10 次。

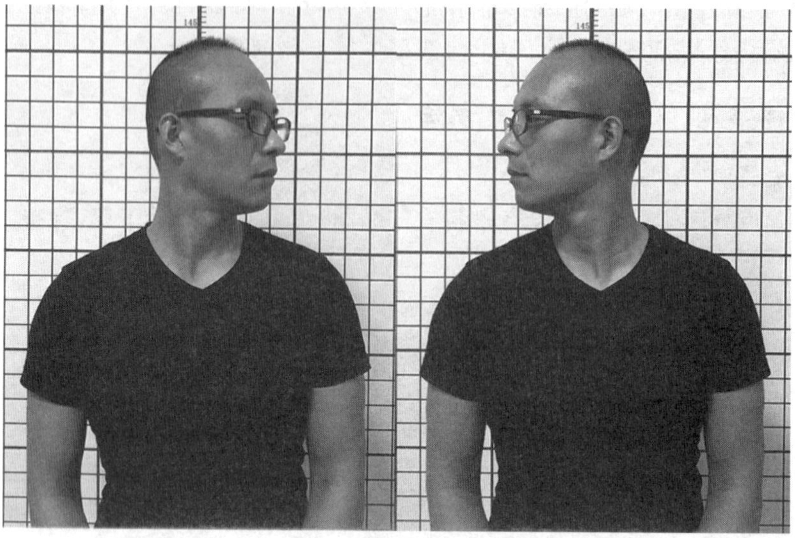

图 4-4　颈部侧转

（4）侧面伸展（图 4-5）。首先保持直立，头慢慢向左倾斜，用左手撑住头部，颈部肌肉收缩，头部按压手部，保持 5s，回到原位；然后头向右倾斜，做同样动作，重复 10 次。长期伏案工作的患者最好每隔 0.5h 锻炼一次。

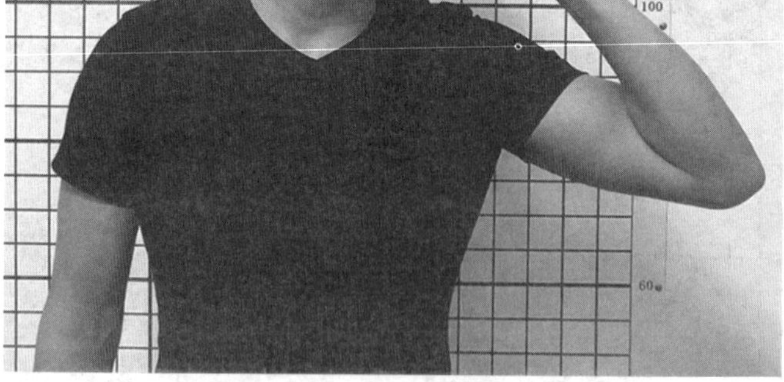

图 4-5　侧面伸展

(5) 耸肩(图 4－6)。首先双眼直视前方,慢慢抬起双肩,保持 5s;然后返回到起始位置,重复做 10 次。

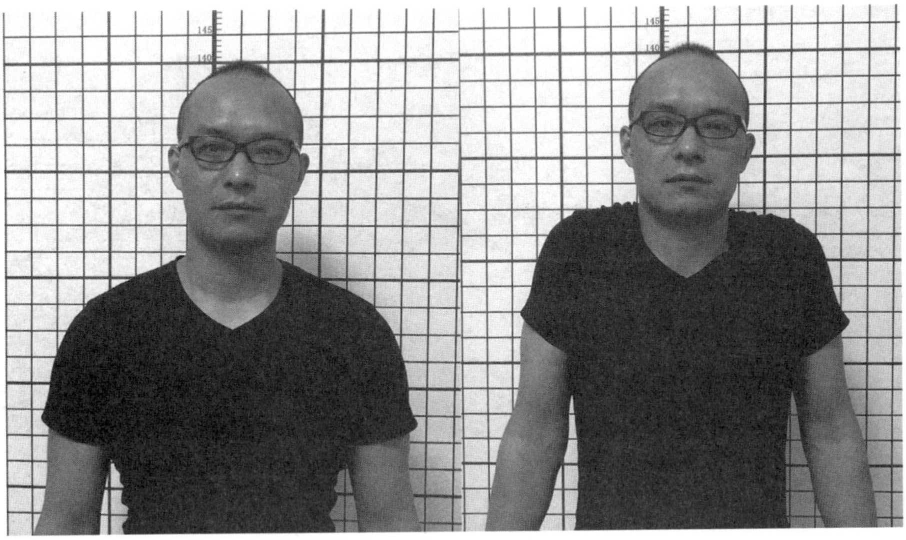

图 4－6　耸肩

(6) 侧倾＋屈曲(图 4－7)。首先双眼直视前方,慢慢地把头向一侧倾斜,并降低下巴朝向胸部,保持 5s,返回到起始位置;然后另一边做同样动作,重复做 10 次。

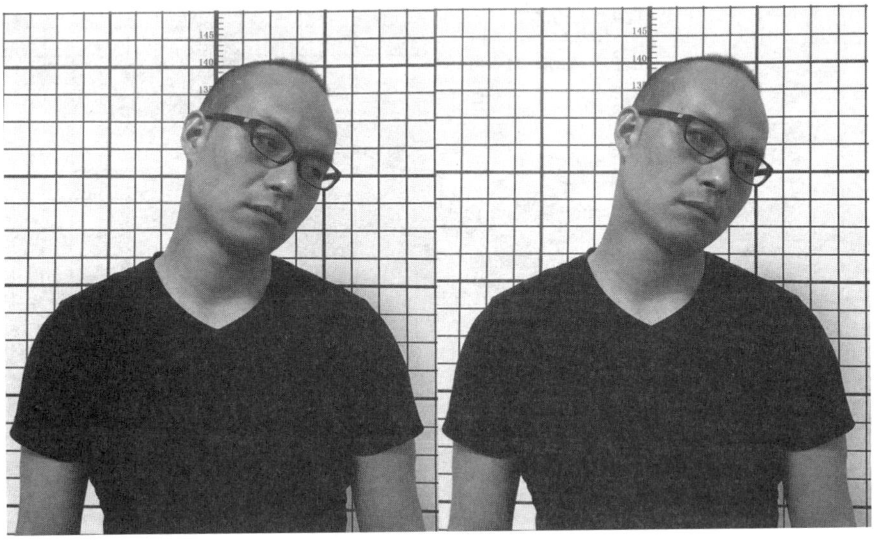

图 4－7　侧倾＋屈曲

(7) 颈部深拉伸(图 4－8)。首先保持良好的坐姿或站姿,头低下来,然后用手向下施加压力,也可以用同样的方法向两个侧面拉伸,保持 30s,重复做 3 次。

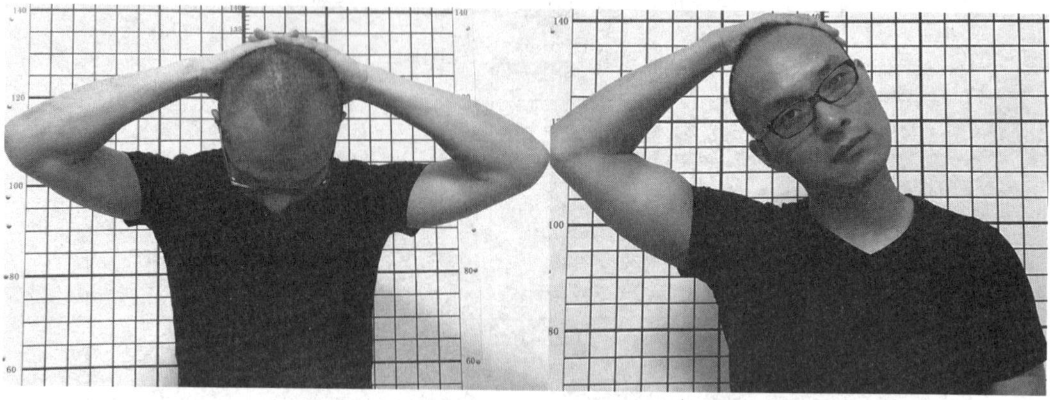

图 4－8 颈部深拉伸

(8) 头部阻力对抗(图 4－9)。首先保持头部中立,手给额头施加压力,额头与手产生对抗的力量,放松;然后把手放在耳朵后方(后脑),对抗时间 5s,保持呼吸通畅,重复做 10 次。

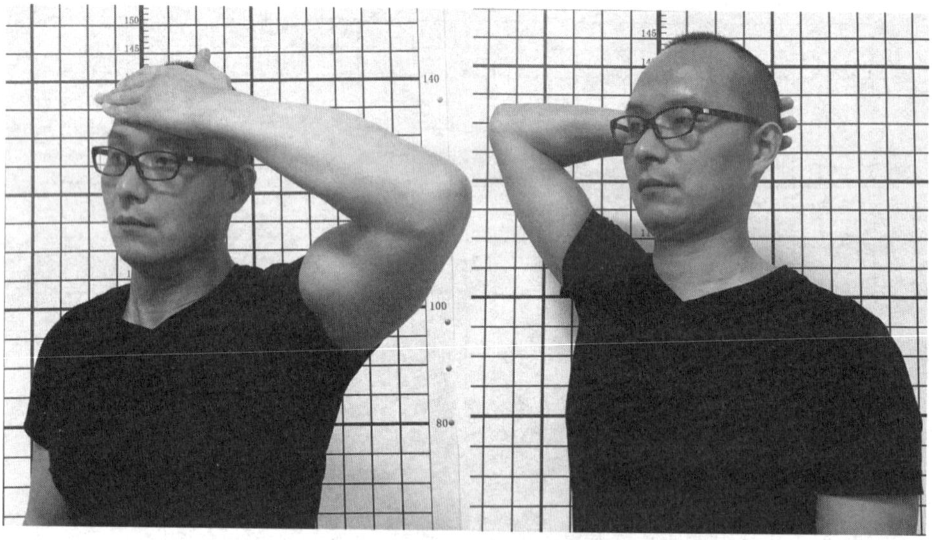

图 4－9 头部阻力对抗

(9) 双手颈部提拉滑动(图 4－10)。将双手放在脖子后方,向前上提拉,慢慢抬头尽可能地向后仰,让颈部在双手间来回滑动,用力适度,回到开始姿势,重复做 10 次。

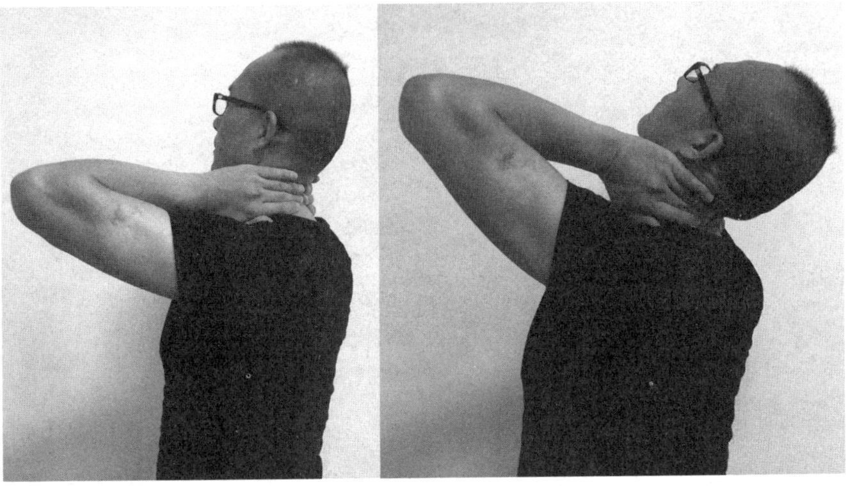

图 4－10　双手颈部提拉滑动

注:以上动作适合健康或颈椎轻微不适、颈部僵硬及酸痛、头偏向一侧、颈椎排列不整齐、颈椎生理曲度变直或反弓的人群。部分颈椎 3～7 节轻微半脱位的患者,通过锻炼有自动复位的可能;有明显颈椎关节半脱位的患者请先矫正;如果有肩部或手部麻痛、肩手无力感,或影像学检查明显椎间盘突出者,须获得医生(或康复师)许可后再做以上运动。

**2. 肩部的练习方法**

为提高上半身肌肉的平衡,力量训练应遵循先锻炼等长收缩,再锻炼向心收缩,最后锻炼离心收缩,在没有疼痛的前提下逐渐增加肩关节的活动范围,让手臂向前、后、上、下,屈、伸、内收、外展、内旋、外旋、环转运动,幅度从小逐渐增加,避免疼痛或发生肌肉痉挛。

(1) 背后拉手(图 4－11)。自然站立,双手背在后面,健侧手拉住患侧手腕部,逐渐拉向健侧。

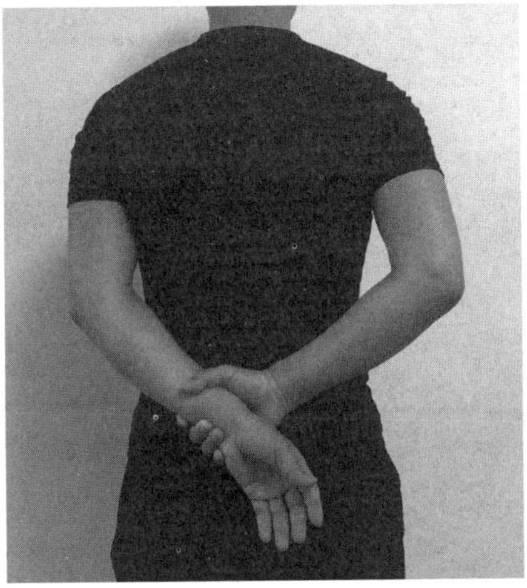

图 4－11　背后拉手

(2) 屈肘甩手(图 4-12)。背靠墙站立或仰卧平躺床上,上臂贴身屈肘,以肘点为支点,进行外旋锻炼。

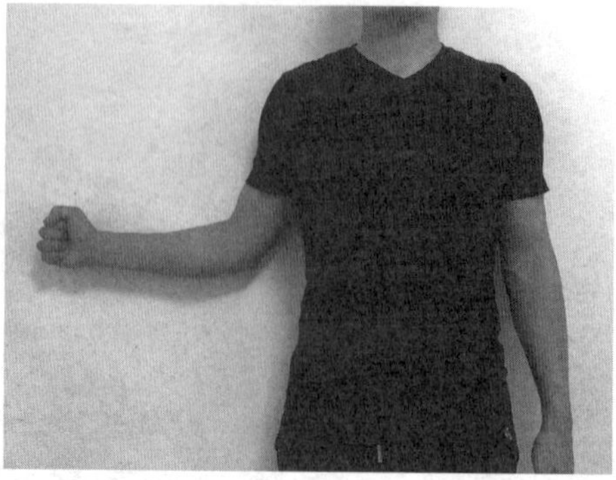

图 4-12　屈肘甩手

(3) 上举后伸(图 4-13)。自然站立,以肩关节为轴心,双手从体侧向前上抬举,以患侧能上举高度为准,然后逐渐下降并后伸,幅度以患侧为准,逐渐增加运动幅度。

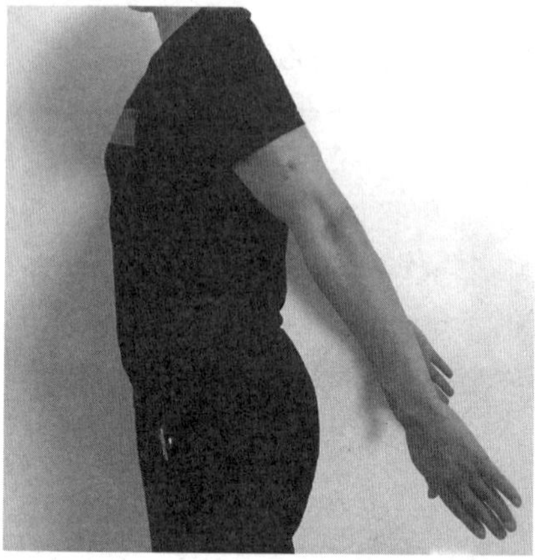

图 4-13　上举后伸

(4) 两肘关节内收外展(图 4-14)。站立或仰卧位,双手指于枕后交叉,两肘关节先尽量内收,然后尽量外展。

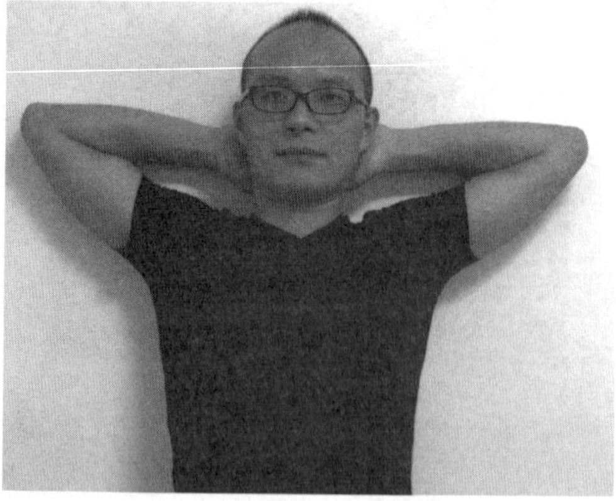

图 4-14　两肘关节内收外展

(5) 背手下蹲(图4-15)。身体背向桌子,双手向后撑于桌面,身体缓慢垂直下蹲,停留2s后双手缓慢撑起,重复做3~5次。

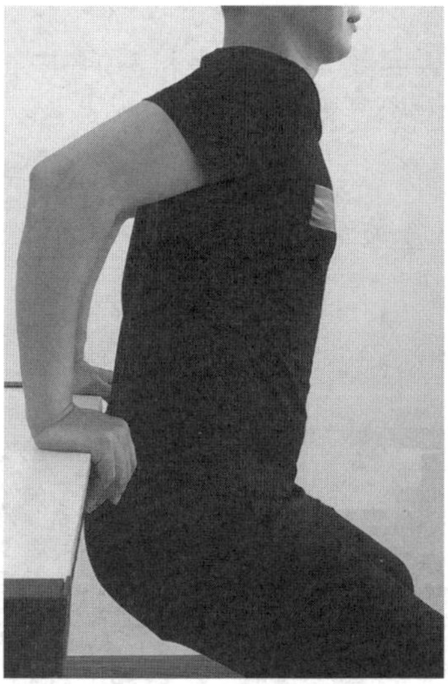

图4-15 背手下蹲

(6) 爬墙(图4-16)。正面爬墙:手肘屈曲90°扶墙,双脚自然分开与肩同宽,然后手指逐渐向上爬行,以疼痛能忍为度,维持5~10s,反复练习,循序渐进;侧面爬墙练习与正面爬墙类同。

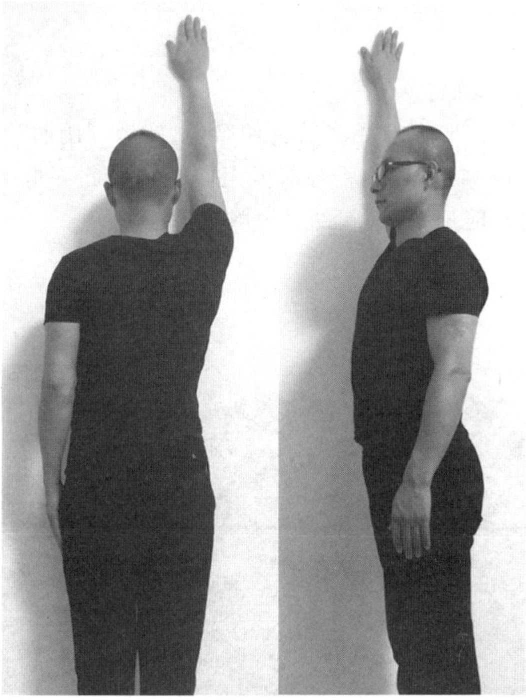

(a) 正面爬墙 (b) 侧面爬墙

图4-16 爬墙

**3. 躯干上部练习方法**

(1) 胸椎过弯或驼背。它是引起颈部酸胀痛及颈椎移位的原因之一,也是引起背部肌肉紧张的常见原因。

① 仰卧位,两肩关节略外展,起始以肘关节和两脚跟为支撑点,把身体慢慢抬离床面,如果肌肉力量不够,可以把脚跟换成臀部作为支撑点,锻炼背部肌肉力量,重复做10~20次。

② 将泡沫轴置于背部下方,膝关节屈曲,利用膝关节的屈伸带动悬空的背部在泡沫轴上来回滚动约5min,背部滚动如图4-17所示。

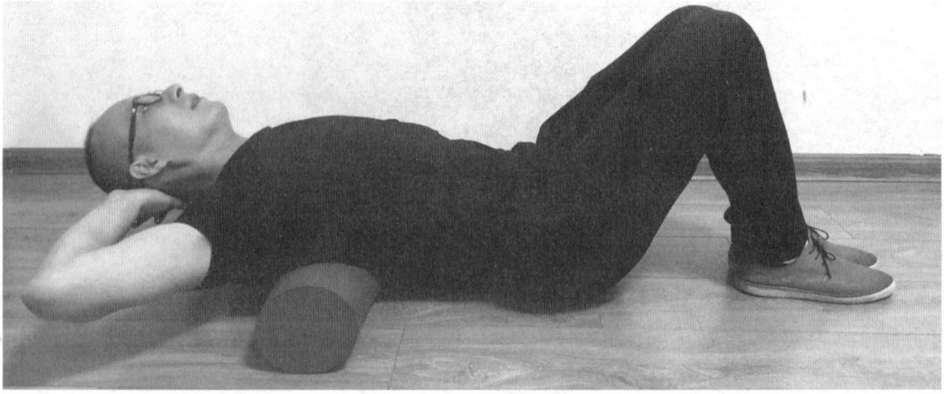

图4-17 背部滚动

(2) 胸椎过直和反弓的练习。

① 弓背式平板撑(图4-18),起始姿势为俯卧位,然后利用肘关节90°屈曲撑起上半身,随之两脚尖着地,形成平板撑姿势,最后背部慢慢向上稍弓起并保持,保持时间视个人情况而定,逐渐增加。背部弓起时肩关节、胸部呈含胸状态。

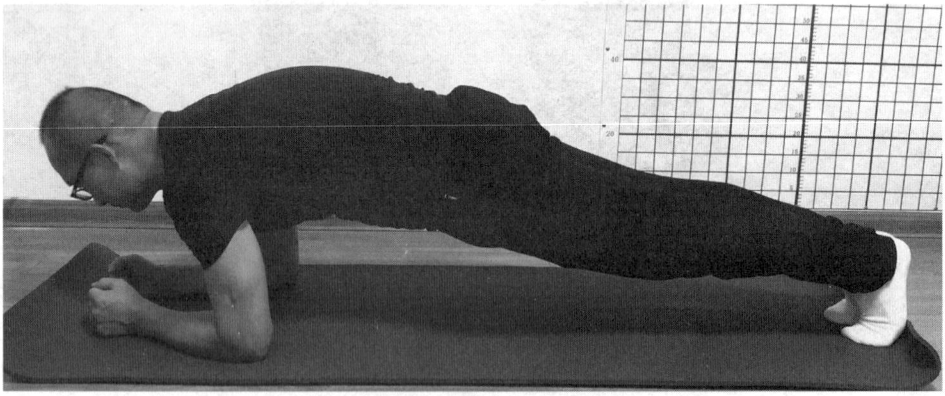

图4-18 弓背式平板撑

② 上腹部卷腹(图 4－19)，取仰卧位，两手放于胸前，下肢自然屈曲，上半身随上腹部(约膈肌部)卷曲，腰部不抬离床面，颈部保持平躺时的状态(下巴无需向胸骨柄靠拢)。保持时间视个人情况而定，逐渐增加。

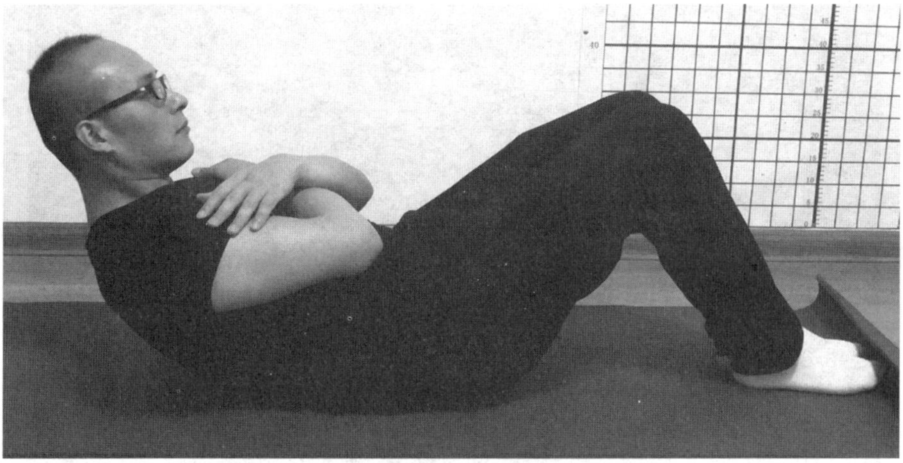

图 4－19　上腹部卷腹

**4. 腰部的练习方法**

腰部疾病患者在急性期或有症状时的亚急性期，需要在医生、康复师的许可下锻炼，有错位时先矫正错位。腰部生理曲度发生改变时，各层肌肉都可能存在不同程度的缩短拉紧或僵硬，可先行做拉伸锻炼。

(1) 常用的练习方法：

① 仰卧位，屈髋屈膝 90°，再继续屈髋屈膝，保持腰部肌肉放松，使膝关节慢慢向胸口靠拢并保持 5～10s，可反复练习 10min，如图 4－20 所示。

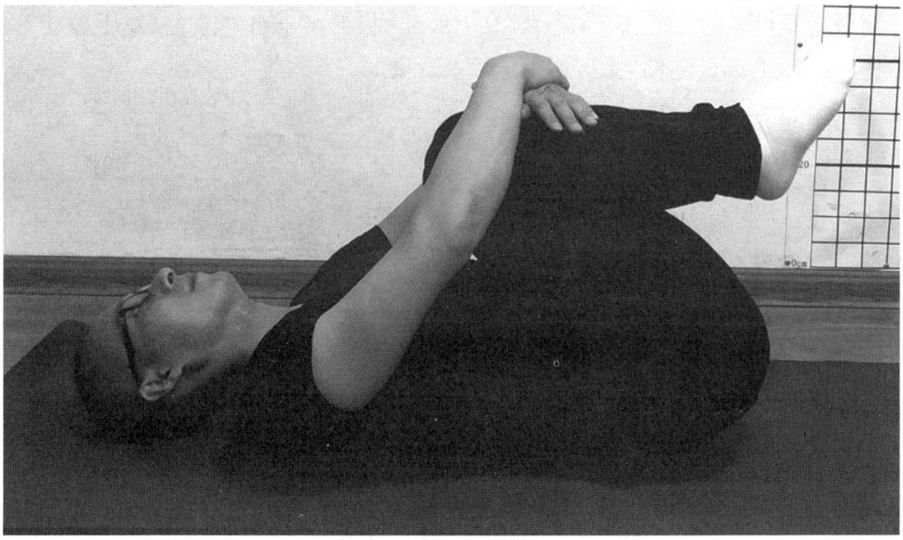

图 4－20　屈髋屈膝

② 当腰部肌肉僵硬时，可采取仰卧位，双侧手臂外展 45°～90°，躯干自然放松，双下肢屈膝屈髋 90°，膝盖慢慢倒向一侧，缓慢拉伸该侧腰部肌肉，保持 5～10s，可左右交替进行，如图 4－21 所示。

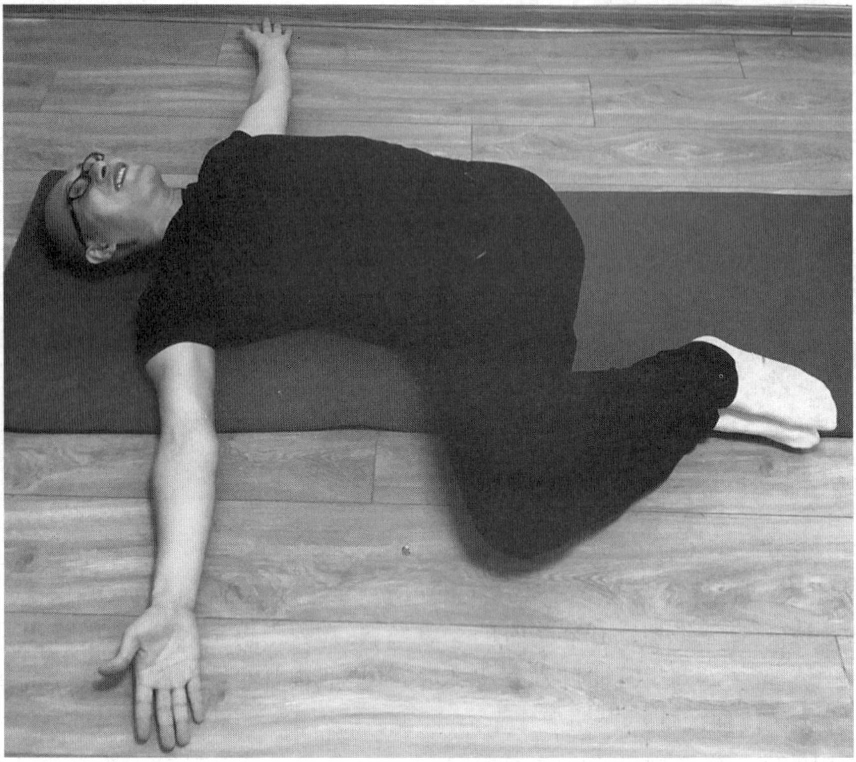

图 4－21　转腰转髋

(2) 腰部过弯的练习方法：

① 假如骨盆中立位时腰椎生理曲线过弯，除了上述拉伸锻炼外，还需要进行腹部肌肉的锻炼。屈膝卷腹(图 4－22)，取仰卧位，双下肢屈曲，上半身自然放松，双手放于耳旁，腹部肌肉收缩使胸段以上部分卷曲，重复数次，可逐渐增加。

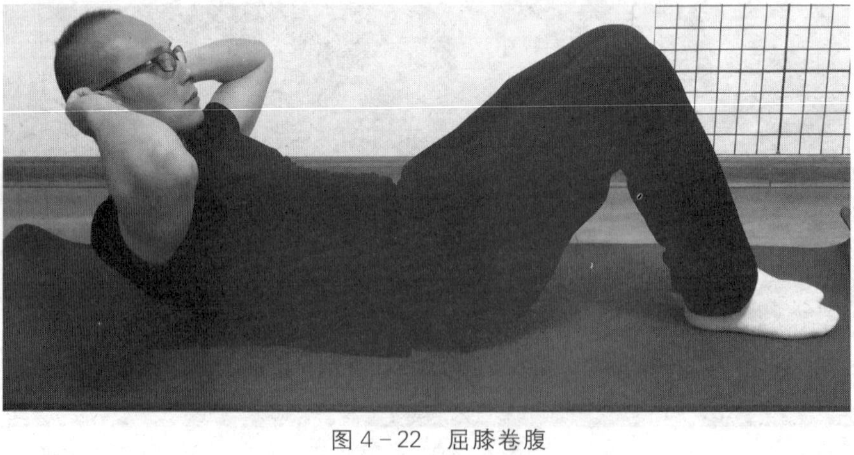

图 4－22　屈膝卷腹

② 腰椎变直或反弓时，意味着腰椎椎体的移位，迫使相应椎间盘髓核向后移位，椎间盘髓核本来较靠后，纤维环比髓核前方脆弱，更容易引起椎间盘向后膨出、突出。在椎间盘损坏的早期，恢复腰椎生理曲度意义重大。

小飞燕(图 4－23)练习：取俯卧位，双手置于体侧，保持脊柱中正放松，然后用力挺胸抬头，使头胸离开床面，同时膝关节伸直，两大腿用力向后也离开床面，持续 3～5s，肌肉放松休息 3～5s，此为一组完整动作。

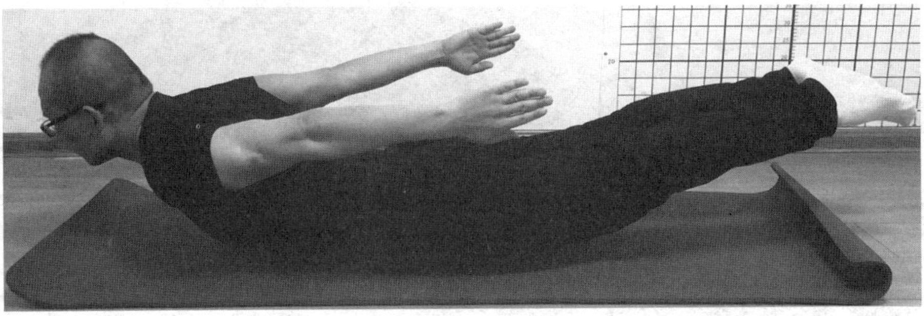

图 4－23　小飞燕

**5. 骨盆的练习方法**

(1) 骨盆前倾。骨盆前倾与腰部竖脊肌和髂腰肌过于紧张，以及腹部肌群和臀大肌较弱有关，所以先进行拉伸和放松肌肉锻炼，然后加强腹部肌肉和臀部肌肉锻炼。

① 拉伸髂腰肌(图 4－24)，取弓步，前腿膝盖与脚尖方向一致，注意膝盖屈曲时不得超过脚尖，另一侧髋关节处于过伸状态，上半身正直，慢慢下沉拉伸髂腰肌。

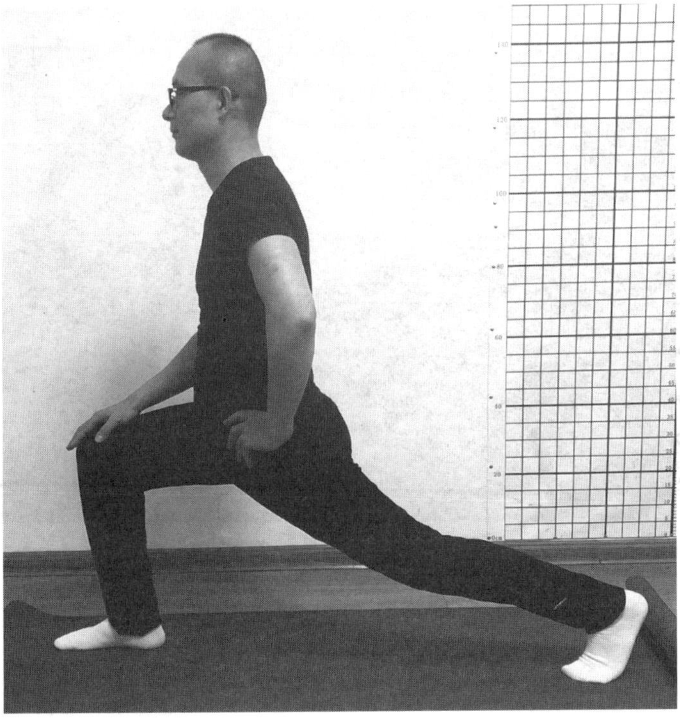

图 4－24　拉伸髂腰肌

② 跪拜式腰背肌肉拉伸(图 4－25),取跪式,臀部坐于踝关节上,上半身前倾下拜,上肢轻放于床面,随跪拜向前滑行前伸,胸口与膝盖相合,腰背肌肉放松拉伸,坚持 30s,重复做6 次。

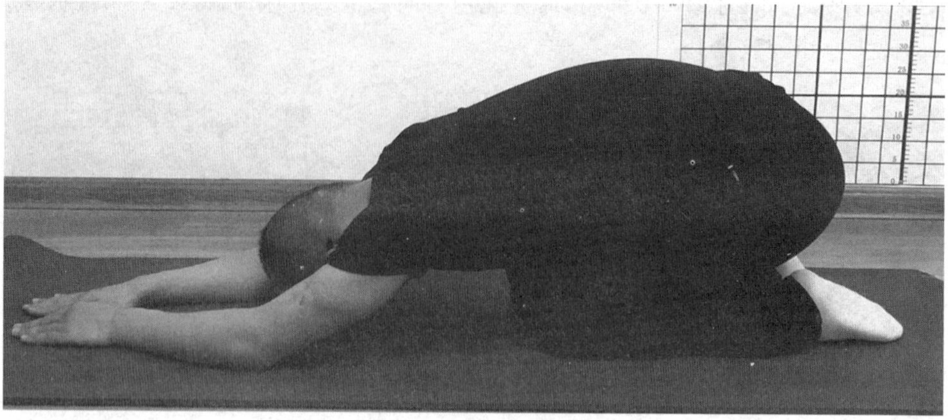

图 4－25　跪拜式腰背肌肉拉伸

③ 卷腹(图 4－26),仰卧屈膝,双手置于耳旁,腹部肌肉收缩,同时上半身呈卷曲状态,腹部肌肉反复卷曲,每组 20 次,休息 2min 后进行第二组训练。锻炼强度视身体状况而定,不可操之过急。

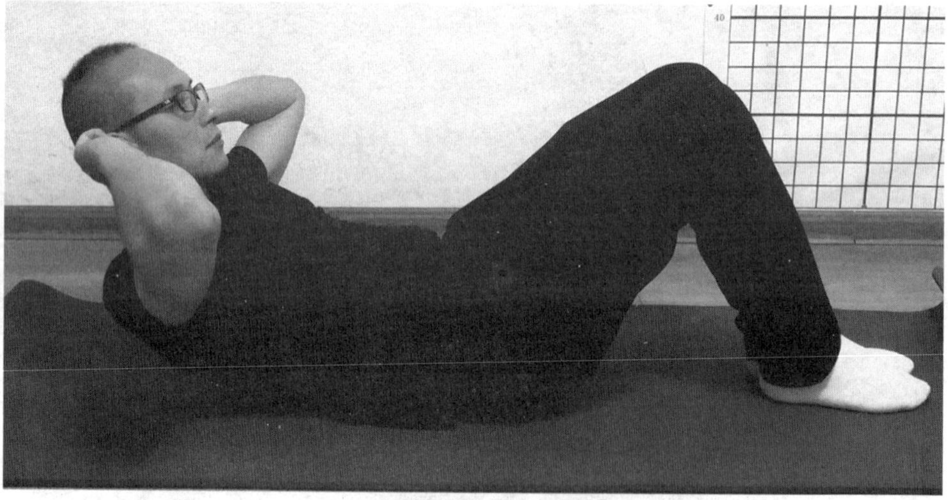

图 4－26　卷腹

④ 臀大肌收顶(图 4－27),取仰卧位,脊柱自然放松中立位,两下肢屈曲,两脚前后一致,微分开约 20cm,两上肢自然放于体侧,两髋关节慢慢抬离床面并向上顶,臀部肌肉收紧并保持 5～10s。

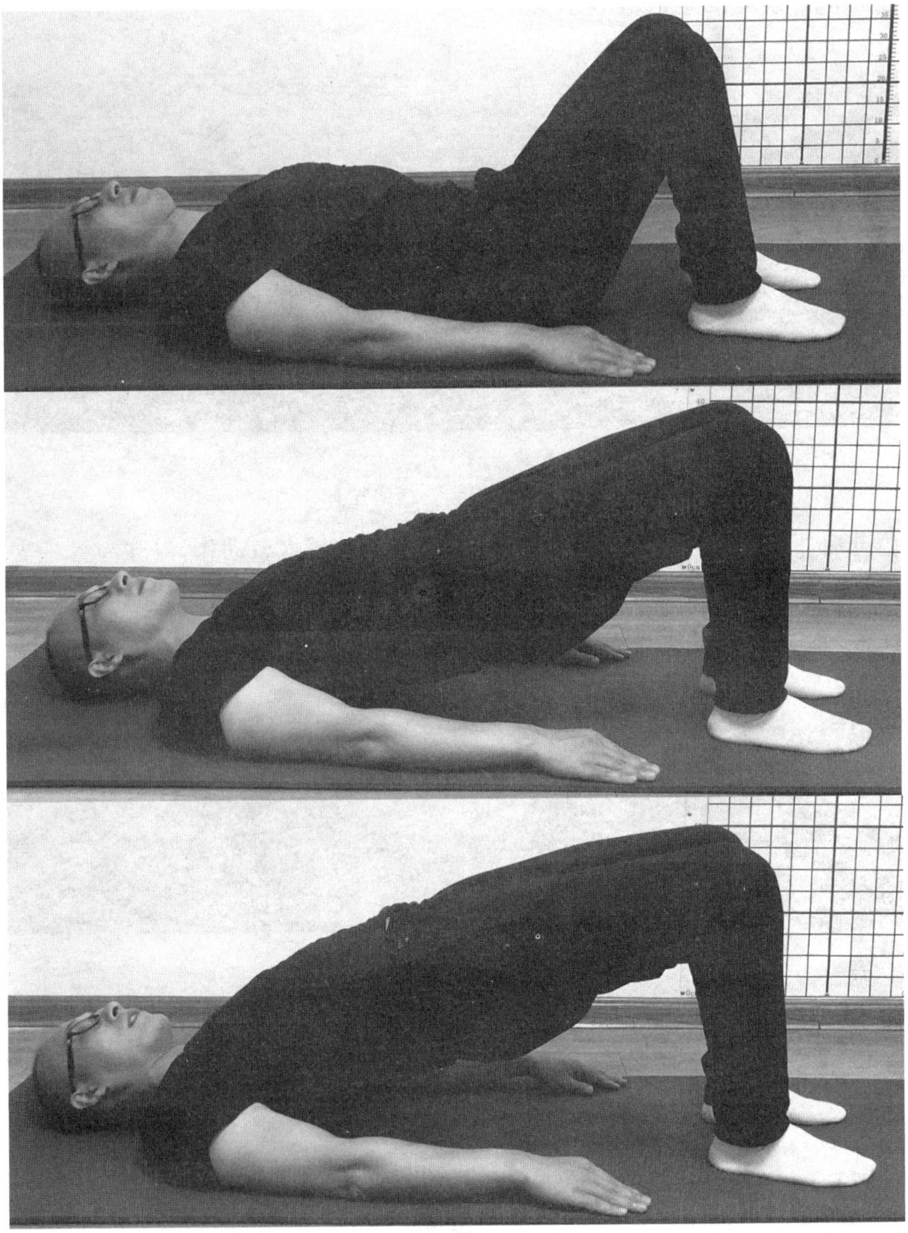

图 4－27　臀大肌收顶

(2) 骨盆后倾。骨盆后倾患者的腹肌、髂腰肌、腰背部的肌肉力量弱,腘绳肌处于紧张的状态。

① 腘绳肌拉伸(图 4－28)。

坐位:两下肢伸直并拢,骨盆及上半身自然挺直,然后借助固定在脚掌的拉力带,使髋关节向前做屈髋动作来拉伸大腿后侧的腘绳肌。注意腰部挺直不弯曲,每组 20 次,做 2～

3 组。

卧位：仰卧位，两腿伸直，使拉力带或毛巾固定一只脚的脚掌，在直腿状态下被拉起，被拉起的腿尽量不收缩肌肉，处于被动状态，被拉伸的大腿后侧有酸胀感，保持此动作 20～30s，轮流拉伸，每条腿拉伸 5～7 次。

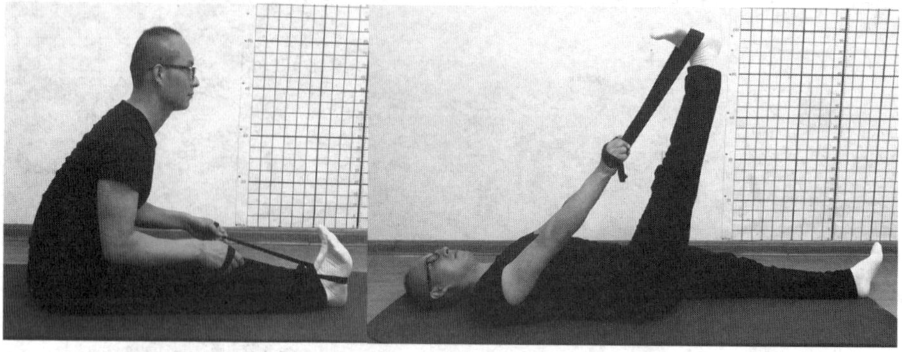

(a) 坐位　　(b) 卧位

图 4-28　腘绳肌拉伸

② 俯卧屈伸髋部(图 4-29)，取俯卧位，双手呈俯卧撑准备动作，双膝为另一支点，臀部翘起呈屈曲状，运动时髋部前顶伸直，使髋关节反复屈伸运动，每组 20 次，做 3～4 组。

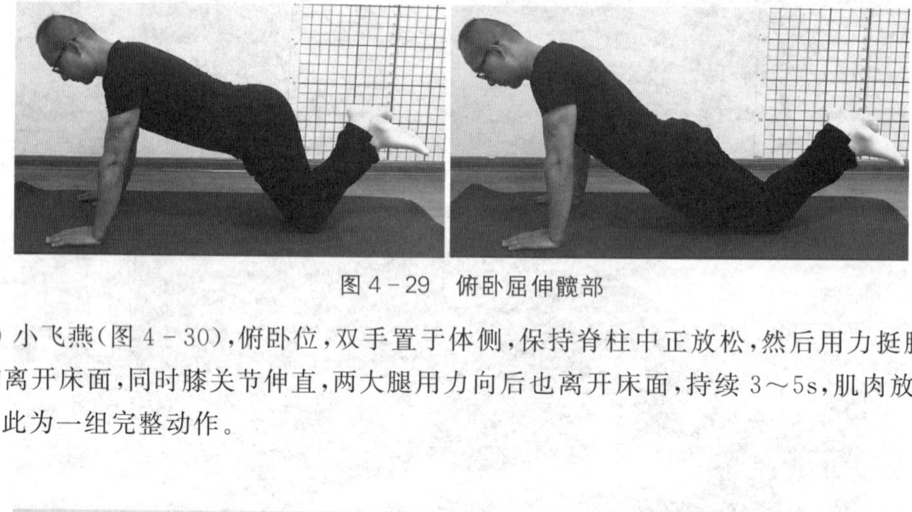

图 4-29　俯卧屈伸髋部

③ 小飞燕(图 4-30)，俯卧位，双手置于体侧，保持脊柱中正放松，然后用力挺胸抬头，使头胸离开床面，同时膝关节伸直，两大腿用力向后也离开床面，持续 3～5s，肌肉放松休息 3～5s，此为一组完整动作。

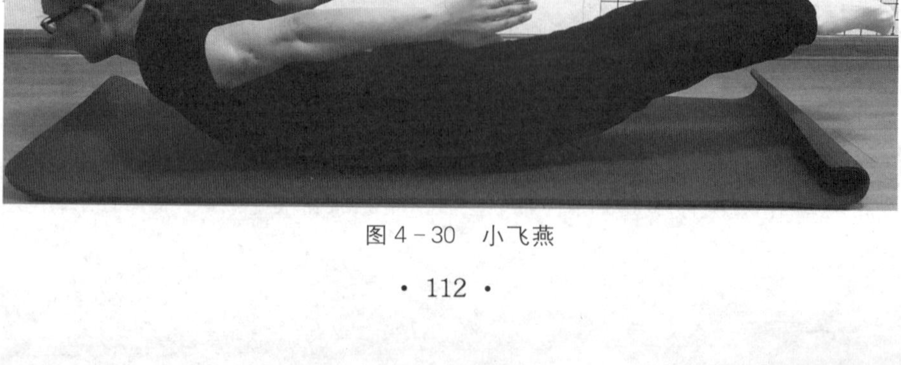

图 4-30　小飞燕

**6. 预防措施**

根据体态评估和康复训练方式，可见人体的平衡状态由骨关节和肌肉完成，关节位置是否合理、肌肉的长短和强度是否平衡，都直接关系到体姿体态，关节的偏位或半脱位又会影响肌肉的平衡，进而引起更多关节的偏位或半脱位，最后相应部位的神经通路和循环通路被干扰而诱发疾病。由此可见，打破平衡后，这些状态积累到一定程度即可发生症状，一般以酸痛为首发，工作、学习、休息、锻炼时的正确动作姿态是预防的关键，其中锻炼的方式取决于正确的评估分析，然后再进行科学的锻炼。

这里从工作、学习、休息三方面来介绍一些常用的预防方法，鉴于人体活动的复杂性，很难用标准的体姿体态去规范，可以从一些尽量要避免的不良体姿体态入手，减少不良活动引起的失衡问题。

(1) 坐姿。从侧面看，耳后、第一胸椎、第十二胸椎、第五腰椎应在一条垂直线上，无前倾后仰；从正面看，人体的中线应垂直于水平线，标准坐姿如图 4－31 所示。

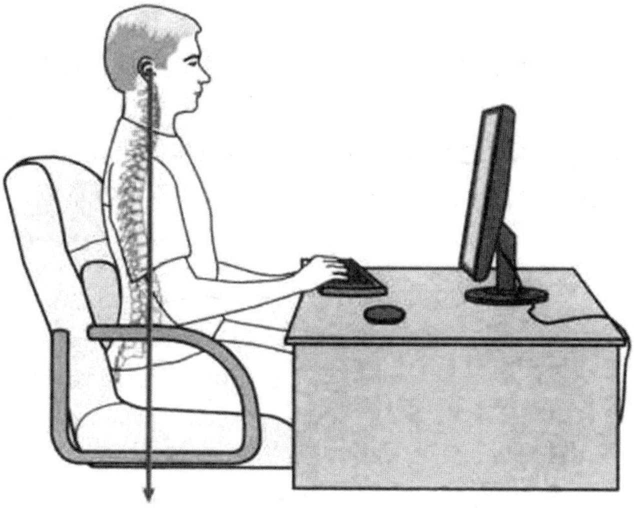

图 4－31 标准坐姿

避免长时间低头、弓背、弯腰或塌腰、跷二郎腿、倾斜坐姿等，避免半躺或斜靠，避免单一姿势久坐。当必须久坐时，有条件的可中途起立，适当拉伸和放松过于紧张的肌肉。

(2) 站姿。尽量保持人体的中立位，两脚受力均匀，避免单脚长时间代偿站立。部分患者在站立位时喜欢骨盆前倾或后倾状态，长时间以骨盆倾斜的状态站立易造成相关肌肉紧张度失衡。由于生活或工作的需要，在俯身时应注意保持腰部中立位，否则，易损伤腰部肌肉或椎间盘。提物姿势如图 4－32 所示。

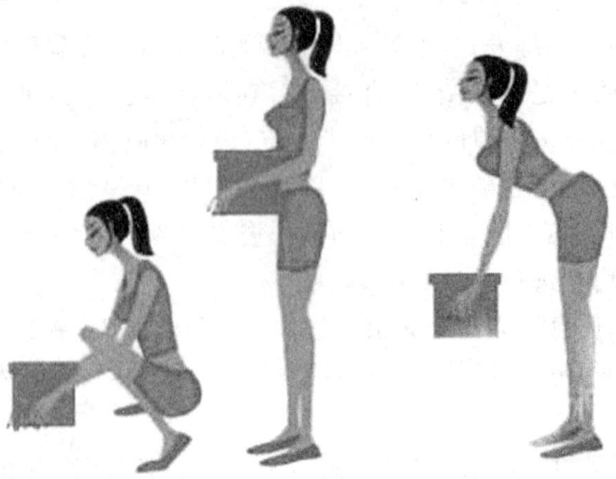

(a) 正确　　(b) 错误

图 4－32　提物姿势

除此之外，还应避免跷二郎腿，因为跷二郎腿容易将骨盆和腰椎维持在不正确的姿势，长此以往容易造成骨盆和脊椎的偏位。

(3) 卧姿。睡觉时采取对称的仰卧位或侧卧位可保护脊椎。枕头、床垫对身体各部位可起到支撑作用。在仰卧位时，头部、脊柱及腿部的支撑需要尽量符合标准体态；在侧卧时也是如此，枕头过高或过低、床垫过软或过硬都不符合人体健康需求。如图 4－33 所示，越接近 4－33(a)的卧姿越好。发生其他疾病需要特殊体位的不在本章节讨论范围之内。

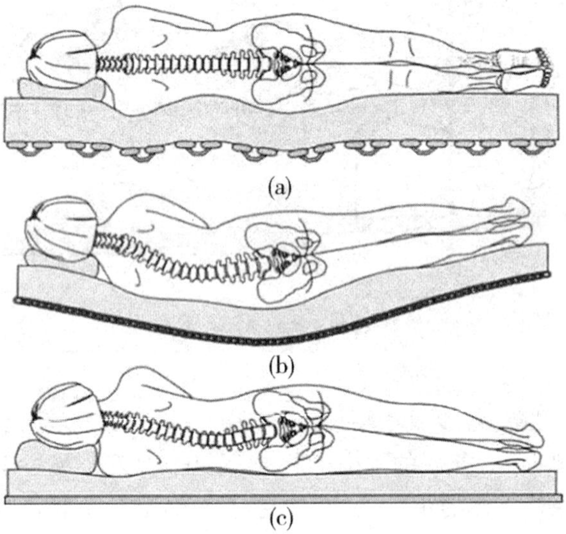

图 4－33　睡觉姿势

从脊椎健康的角度出发，没有移位的脊椎几乎是没有的，而从体态出发，标准体态也几乎不存在。人体的体态、骨关节和肌肉的平衡是一个动态的平衡，为尽量避免不良体姿体态对神经血管的干扰，最好的预防是先严格评估分析，然后进行针对性的矫正和锻炼，借此维护比较符合自身的理想体态，这样能有效地减少脊椎和肌肉的疾病，也能大大减少神经和血管受挤压后产生的相应组织器官功能紊乱或病变。

# 附　录

## 康复与护理(实操篇)考核标准

### 总体考核标准

**(一) 初级**

掌握日常生活照护、基础护理、康复活动的基础理论;能够独立完成养老护理的基本技能;逐渐养成尊老爱老的职业理念。

**(二) 中级**

能够自主学习并熟练掌握日常生活照护、基础护理、康复活动等方面的基础理论;能够独立、熟练地应用生活照护的技能;能够将养老护理和康复护理的理论知识和操作技能综合运用;固化尊老爱老的职业理念,具备良好的职业道德及素养,培养养老事业可持续发展的意识。

**(三) 高级**

在稳定的职业道德、完善的个人素养指引下,实践日常生活照护、基础护理、康复训练;能够综合分析知识与技能、照护服务质量的影响因素,并且予以正确解决;具备人与自然和谐发展观念,注重人文素质,积极促进养老事业的可持续发展。

**(四) 技师**

能够回顾已有的知识体系,探索新技术、新思路,能参与、开展养老护理、康复护理的科研工作;能够承担培训、管理、质量把控的职责,促进康复与护理相关事业的发展。

# Part 1 初 级

| 考核模块 | 考核内容 | 考核标准 | 参考学时 | |
|---|---|---|---|---|
| | | | 理论 | 实践 |
| 生活照护 | 饮食照料 | 识记:1. 能正确简述老年人进食体位和治疗饮食的概念;<br>2. 能正确简述老年人饮食种类及有益健康的饮品种类、目的及治疗饮食的特点。<br>理解:能准确概述老年人进食体位摆放目的及进食体位的种类、饮食结构<br>运用:1. 能运用所学知识,准确识别老年人吞咽困难、进食呛咳的异常情况;<br>2. 能为需鼻饲喂食的老年人进行饮食照料;<br>3. 能够协助非自理老年人经口进食 | 10 | 10 |
| | 排泄照料 | 识记:1. 能正确简述老年人排泄异常的观察方法;<br>2. 能正确简述影响排便的环境因素及规律排便的方法;<br>3. 能正确简述床上使用的便器种类;<br>4. 能正确简述开塞露药物的作用机理和适应证。<br>理解:1. 能准确概述老年人排泄异常的护理;<br>2. 能准确概述老年人便器的使用方法;<br>3. 能准确概述老年人尿失禁的照料方法;<br>4. 能准确概述二便标本采集原则;<br>5. 能准确概述老年人排泄物异常的观察方法;<br>6. 能准确概述解除便秘的常用方法;<br>7. 能准确概述老年人呕吐的照料方法。<br>运用:能够协助老人如厕,能独立正确更换集尿袋、造瘘口袋 | 15 | 18 |
| | 睡眠照料 | 识记:能正确简述老年人的睡眠特点。<br>理解:1. 能准确概述营造老年人睡眠环境并做好睡眠准备的方法;<br>2. 能准确概述老年人睡眠观察要点。<br>运用:1. 能运用所学知识,帮助老年人养成良好的睡眠习惯;<br>2. 能够为老年人布置睡眠环境 | 5 | 6 |
| | 清洁照料 | 识记:1. 能正确简述老年人身体清洁的目的;<br>2. 能正确简述仪容仪表概念及其对老年人的积极意义;<br>3. 能正确简述身体沐浴的种类;<br>4. 能正确简述老年人头发养护的方法;<br>5. 能正确简述老年人口腔健康的标准;<br>6. 能正确简述老年人保持口腔健康的方法;<br>7. 能正确简述义齿清洗、存放的原则;<br>8. 能正确简述清洁会阴的目的;<br>9. 能正确简述会阴清洗的范围;<br>10. 能正确简述压疮的预防知识、观察要点 | 20 | 24 |

续表

<table>
<tr><th rowspan="2">考核模块</th><th rowspan="2">考核内容</th><th rowspan="2">考核标准</th><th colspan="2">参考学时</th></tr>
<tr><th>理论</th><th>实践</th></tr>
<tr><td>生活照护</td><td>清洁照料</td><td>理解：1. 能准确概述老年人生活环境照料内容；<br>2. 能准确概述老年人居室卫生要求；<br>3. 能准确概述更换被服要求；<br>4. 能准确概述老年人口腔清洁的方法；<br>5. 能准确概述佩戴义齿的注意事项及义齿的摘取和佩戴方法；<br>6. 能准确概述老年人的洗发要求。<br>运用：1. 能运用所学知识，正确进行口腔护理；<br>2. 能为老人整理床单位；<br>3. 能协助梳头、沐浴等</td><td>20</td><td>24</td></tr>
<tr><td rowspan="4">基础护理</td><td>给药护理</td><td>识记：1. 能正确简述常用口服药的剂型及用药原则；<br>2. 能正确简述常用药物的不良反应。<br>理解：1. 能准确概述老年人常备药的种类及保管方法；<br>2. 能准确概述非自理老年人的给药方法。<br>运用：1. 能运用所学知识，帮助老年人正确用药；<br>2. 能够检查药品质量、正确观察用药后反应，并做出相应处理</td><td>6</td><td>6</td></tr>
<tr><td>冷热护理</td><td>识记：1. 能正确简述老年人皮肤生理特点；<br>2. 能正确简述取暖物品的类型及皮肤异常变化的观察；<br>3. 能正确简述老年人使用热水袋的注意事项；<br>4. 能正确简述老年人湿热敷的方法及应用范围。<br>理解：1. 能准确概述老年人使用热水袋时的温度控制和使用方法；<br>2. 能准确概述老年人湿热敷的禁忌；<br>3. 能准确概述老年人湿热敷的温度控制。<br>运用：1. 能够正确使用冰袋和热水袋；<br>2. 能够正确进行湿热敷操作</td><td>6</td><td>12</td></tr>
<tr><td>消毒隔离</td><td>识记：清洁、消毒、灭菌的概念；感染链的内容。<br>熟悉：消毒、隔离的意义。<br>运用：1. 能用常规消毒方法对便器等常用物品进行消毒；<br>2. 能进行天然消毒和简单隔离</td><td>2</td><td>4</td></tr>
<tr><td>应急救护</td><td>识记：能正确简述急救的定义、原则、注意事项。<br>理解：1. 能准确概述老年人常见撞伤、跌伤、磕伤等的初步处理方法及常见止血方法；<br>2. 能准确概述老年人创伤常用的包扎材料与包扎方法；<br>3. 能准确概述老年人跌倒的表现及危险因素，以及老年人跌倒后的正确处理方法；<br>4. 能准确概述老年人四肢骨折的表现以及常用固定方法；<br>5. 能准确概述老年人常用的移动辅具；<br>6. 能准确概述搬运骨折老年人的常用方法；<br>7. 能准确概述心肺复苏术</td><td>8</td><td>12</td></tr>
</table>

续表

| 考核模块 | 考核内容 | 考核标准 | 参考学时 | |
|---|---|---|---|---|
| | | | 理论 | 实践 |
| 康复活动 | | 掌握:1. 使用手杖、轮椅的注意事项;<br>2. 上下台阶的训练方法;<br>3. 翻身的配合方法及注意事项。<br>熟悉:选择助行器的影响因素。<br>运用:能运用所学知识正确协助翻身、正确使用轮椅、穿脱衣裤,并教会老年人配合操作的方法 | 4 | 12 |
| 合计 | | | 96 | 128 |
| 总计 | | | 224 | |

参考:职业技术鉴定培训教材《养老护理员考试指南》。

# Part 2 中 级

| 考核模块 | 考核内容 | 考核标准 | 参考学时 | |
|---|---|---|---|---|
| | | | 理论 | 实践 |
| 生活照护 | 饮食照料 | 识记:1. 能正确简述鼻饲的定义和常用鼻饲饮食;<br>2. 能正确简述噎食、误吸的基本知识。<br>理解:能准确概述鼻饲在胃内的确定方法。<br>运用:1. 能运用所学知识,针对噎食、误吸迅速做出正确的急救措施;<br>2. 充分理解管饲老年人、非自理老年人的痛苦及不易,在敬老爱老的思想指引下,对老年人进行饮食照料 | 4 | 12 |
| | 排泄照料 | 识记:1. 能正确简述老年人便秘的相关知识;<br>2. 能正确简述留置导尿的相关知识;<br>3. 能正确简述肠造瘘的概念和适用对象。<br>理解:1. 能准确概述人工取便的基本知识;<br>2. 能准确概述肠造瘘口的护理措施;<br>3. 能准确概述老年人正常尿液的性状;<br>4. 能准确描述更换集尿袋的方法;<br>5. 能准确概述留置导尿的老年人尿量及颜色的观察要点。<br>运用:1. 能运用所学知识,正确判断老年人是否异常排便;<br>2. 基于尊老爱老、服务理念等职业素养,对排便异常的老年人进行妥善照料:人工取便、更换造瘘袋、集尿袋等 | 10 | 18 |
| | 睡眠照料 | 识记:1. 能正确简述老年人常见的睡眠障碍;<br>2. 能正确简述老年人常见的不良睡眠习惯。<br>理解:1. 能准确概述影响老年人睡眠的环境因素;<br>2. 能准确概述老年人睡眠障碍的照料方法。<br>运用:1. 能运用所学知识,正确指导老年人改善不良的睡眠习惯;<br>2. 能够站在老年人的角度思考问题,为老年人提供健康的心理环境、睡眠环境 | 5 | 6 |
| | 清洁照料 | 识记:1. 能正确简述口腔护理的相关知识;<br>2. 能正确概括晨晚间护理的意义;<br>3. 能正确简述床旁隔离的概念和要求。<br>运用:1. 能运用所学知识,正确进行口腔护理、晨晚间护理;<br>2. 基于尊老爱老、服务理念等职业素养,对老年人进行细致、耐心的清洁照护,使其感受到被爱护、感受到生活的美好 | 5 | 10 |

续表

| 考核模块 | 考核内容 | 考核标准 | 参考学时 | |
|---|---|---|---|---|
| | | | 理论 | 实践 |
| 基础护理 | 给药护理 | 识记：1. 能正确简述雾化吸入的概念；<br>2. 能正确简述常用外用药的相关知识；<br>3. 能正确简述压疮的相关知识。<br>理解：1. 能准确概述雾化吸入给药的目的、方法；<br>2. 能准确概述引发老年人压疮的因素及处理措施；<br>3. 能准确概述眼、耳、鼻等外用药的使用方法。<br>运用：1. 能运用所学知识，为老年人进行雾化吸入，使用眼、耳、鼻等的外用药；<br>2. 树立安全用药的意识，谨慎、仔细地为老年人提供给药护理 | 6 | 6 |
| | 冷热护理 | 识记：1. 能正确简述体温的正常值、影响因素及测量方法；<br>2. 能正确简述温水擦浴的概念。<br>理解：1. 能准确概述物理降温的作用及影响因素；<br>2. 能准确概述温水擦浴的要求；<br>3. 能准确概述冰袋的种类与使用方法。<br>运用：1. 能用冰袋为高热老年人进行物理降温；<br>2. 能用温水擦浴为高热老年人进行物理降温 | 6 | 12 |
| | 消毒隔离 | 识记：1. 清洁、消毒、灭菌的概念，感染链的内容和影响因素，消毒、隔离的意义；<br>2. 能正确简述隔离的相关知识；<br>3. 能正确简述清洁消毒的概念、方法。<br>运用：1. 养成用七步洗手法洗手的习惯；<br>2. 能够应用紫外线灯进行室内、物体的消毒灭菌 | 2 | 4 |
| | 应急救护 | 理解：1. 能准确概述老年人异物卡喉及进入呼吸道、消化道的表现和急救要点；<br>2. 能准确概述老年人烫伤的表现及急救要点；<br>3. 能准确概述老年人触电的现场急救措施；<br>4. 能准确概述老年人煤气中毒的表现及现场急救措施；<br>5. 能准确概述老年人中暑的表现及现场急救措施；<br>6. 能准确概述老年人心脏骤停的表现及心肺复苏术的步骤和要点。<br>运用：1. 能紧急应对老年人异物卡喉及异物进入消化道、呼吸道等情况；<br>2. 能正确紧急处理老年人烫伤；<br>3. 对触电老年人，能正确快速地切断电源，使老年人脱离电源；<br>4. 能正确快速地使老年人脱离煤气中毒现场；<br>5. 能正确处理老年人中暑；<br>6. 能准确判断老年人是否心脏骤停，并正确实施心肺复苏术 | 8 | 12 |

续表

| 考核模块 | 考核内容 | 考核标准 | 参考学时 | |
|---|---|---|---|---|
| | | | 理论 | 实践 |
| 康复活动 | | 掌握：康复活动的人体构造基础，如脊柱、脊神经、脊韧带的基本构成。<br>运用：1. 能够正确进行动态触诊和体态评估；<br>2. 能够正确帮助中老年人进行颈部、肩部、腰部、骨盆等的康复练习 | 4 | 12 |
| 心理护理 | 心理保健 | 识记：能正确简述老年人正常的心理变化特点。<br>理解：能准确概述老年人心理异常的常见表现。<br>运用：1. 能运用所学知识，识别、判断老年人心理异常，并正确运用语言、非语言技巧进行心理疏导；<br>2. 能运用所学知识，正确选择适合老年人的休闲娱乐活动项目 | 4 | 4 |
| 合计 | | | 54 | 96 |
| 总计 | | | 150 | |

## Part 3 高　级

| 考核模块 | 考核内容 | 考核标准 | 参考学时 | |
|---|---|---|---|---|
| | | | 理论 | 实践 |
| 生活照护 | 饮食照料 | 识记：1. 能正确简述影响老年人饮食的因素；<br>2. 能正确简述老年人进食、进水困难的表现；<br>3. 能正确简述适宜不同病症的治疗饮食。<br>理解：1. 能准确概述老年人常见的不良饮食习惯；<br>2. 能准确概述老年人进食、进水困难的原因；<br>3. 能准确概述老年人治疗饮食的落实内容。<br>运用：1. 能识别老年人进食、进水困难的原因；<br>2. 能对老年人不良饮食习惯提出改善建议；<br>3. 能检查老年人治疗饮食的落实情况 | 4 | 6 |
| | 排泄照料 | 识记：1. 能正确简述排便异常的表现；<br>2. 能正确简述老年人排尿异常的表现及常见原因；<br>3. 能正确简述老年人呕吐的原因；<br>4. 能正确简述老年人呕吐物的性质。<br>理解：1. 能准确概述老年人二便异常的分析方法；<br>2. 能准确概述老年人二便异常的常见原因；<br>3. 能准确概述老年人呕吐的应对措施。<br>运用：能运用所学知识，正确分析判断老年人二便异常的原因 | 4 | 8 |
| 基础护理 | 消毒灭菌 | 识记：能正确简述常用的消毒监测标准。<br>理解：1. 能准确概述监测老年人居室消毒效果的常用方法；<br>2. 能准确概述紫外线灯的使用方法及注意事项；<br>3. 能准确概述常用消毒液的配制方法。<br>运用：能监测老年人居室的消毒结果 | 2 | 4 |
| | 应急救护 | 理解：1. 能准确概述老年人突然倒下的观察与急救要点；<br>2. 能准确概述老年人发生心、脑血管意外的表现及急救要点；<br>3. 能准确概述老年人哮喘发作的表现及急救要点；<br>4. 能准确概述急危重症老年人的观察要点；<br>5. 能准确概述老年人缺氧的表现；<br>6. 能准确概述安全使用氧气筒的注意事项；<br>7. 能准确概述老年人氧气吸入的操作方法及注意事项；<br>8. 能准确概述老年人吸痰的指征和操作方法；<br>9. 能准确概述老年人心肺复苏的流程和注意事项 | 6 | 12 |

续表

| 考核模块 | 考核内容 | 考核标准 | 参考学时 | |
|---|---|---|---|---|
| | | | 理论 | 实践 |
| 基础护理 | 应急救护 | 运用:1. 能初步识别老年人发生心、脑血管意外的表现,并实施初步现场急救;<br>2. 能为(或帮助)老年人紧急使用哮喘药物;<br>3. 能协助老年人进行氧气吸入;<br>4. 能为心脏骤停老年人进行现场心肺复苏,并组织具体实施 | 6 | 12 |
| 康复活动 | | 识记:1. 能正确简述智力障碍及痴呆的概念;<br>2. 能正确简述康复训练的作用和适应证。<br>理解:1. 能准确概述健身康复操的作用及要求;<br>2. 能准确概述老年痴呆的临床表现;<br>3. 能准确概述肢体障碍、智力障碍老年人功能训练的方法。<br>运用:1. 能运用所学知识,正确指导老年人健身,帮助肢体障碍老年人进行功能康复训练;<br>2. 能运用所学知识,正确帮助老年人进行内核心肌群的训练;<br>3. 能够正确进行颈部、肩部、腰部、骨盆等的康复练习,并教会老年人自主练习 | 14 | 22 |
| 心理护理 | | 识记:能正确简述老年人正常的心理变化特点。<br>理解:能准确概述老年人心理异常的常见表现。<br>运用:1. 观察并发现老年人心理变化的原因;<br>2. 能针对老年人的异常情绪实施心理疏导;<br>3. 对老年人及家属进行心理健康宣教 | 8 | 16 |
| 培训指导 | | 识记:1. 能正确简述基础培训知识;<br>2. 能正确简述培训教案基本知识;<br>3. 能正确简述实践指导一般知识。<br>理解:1. 能准确概述培训教案编写方法;<br>2. 能准确概述基础培训技巧;<br>3. 能准确概述实践指导方法。<br>运用:1. 能编写初级培训教案;<br>2. 能开展初级培训 | 8 | 10 |
| 健康管理 | | 理解:能准确概述各种评估报告结果对老年人健康的影响。<br>运用:1. 能运用所学知识,正确实施老年人的生理健康评估、心理健康评估、社会功能评估、生活质量评估,并发现影响老年人健康的危险因素;<br>2. 能运用所学知识,制定老年人健康管理计划,提供健康指导 | 8 | 10 |
| 合计 | | | 60 | 100 |
| 总计 | | | 160 | |

# Part 4　技　师

| 考核模块 | 考核内容 | 考核标准 | 参考学时 | |
|---|---|---|---|---|
| | | | 理论 | 实践 |
| 基础护理 | 护理评估 | 理解：1. 能准确概述老年人护理评估的项目、内容、方法和技巧；<br>2. 能准确概述老年人功能状态评估的常用方法、注意事项、遵循原则和常用量表的使用。<br>运用：1. 能运用所学知识，识别老年人评估中的异常情况；<br>2. 能运用所学知识，评估老年人的功能状态、生活起居状况，判断功能的缺失 | 2 | 6 |
| | 护理计划 | 运用：1. 能运用所学知识，正确制订护理计划；<br>2. 能运用所学知识，正确制订慢性病老年人照料护理计划；<br>3. 能运用所学知识，系统评价老年人护理计划的实施结果；<br>4. 能运用所学知识，正确分类保管老年人护理档案；<br>5. 能运用所学知识，正确制订老年人安全预案 | 4 | 3 |
| | 环境设计 | 理解：1. 能准确概述老年人生活环境有害因素识别知识；<br>2. 能准确概述老年人生活环境优化设计知识。<br>运用：1. 能运用所学知识，设计老年人护理环境，制订改善老年人护理环境的方案；<br>2. 能运用所学知识，准确识别并消除危害老年人健康的环境因素；<br>3. 能运用所学知识，设计适合不同疾病状态老年人的生活环境 | 4 | 6 |
| | 技术创新 | 运用：1. 能运用所学知识，对老年人照料、护理技术进行创新；<br>2. 能运用所学知识，为老年人用品技术改良提出建议；<br>3. 能运用所学知识，撰写老年人照料、护理的技术总结或论文；<br>4. 能运用所学知识，选择、论证、申报养老护理科研课题并参与养老护理科研成果的鉴定与推广 | 6 | 8 |
| 康复护理 | | 运用：1. 综合运用所学知识，正确进行体态评估，制订中老年人功能康复训练计划，策划康复活动内容；<br>2. 能正确指导语言障碍老年人进行语言训练，以及吞咽障碍老年人进行吞咽功能训练 | 8 | 6 |

续表

| 考核模块 | 考核内容 | 考核标准 | 参考学时 | |
|---|---|---|---|---|
| | | | 理论 | 实践 |
| 心理护理 | 心理辅导 | 运用：1. 能运用所学知识，制订老年人心理辅导基本方案；<br>2. 能运用所学知识，讲解老年人心理健康知识 | 2 | 2 |
| | 心理疏导 | 运用：1. 能运用所学知识，正确疏导并稳定老年人的不良情绪；<br>2. 能运用所学知识，系统评估老年人心理辅导的效果 | 2 | 4 |
| 培训指导 | 培训 | 运用：1. 能运用所学知识，编写分级培训教案；<br>2. 能运用所学知识，对五、四、三级学员及技师进行基础培训 | 2 | 2 |
| | 指导 | 运用：能运用所学知识，对五、四、三级学员及技师的实践予以指导 | 2 | 2 |
| 护理管理 | 组织管理 | 运用：1. 能运用所学知识，制订岗位职责；<br>2. 能运用所学知识，制订工作程序；<br>3. 能运用所学知识，制订护理流程；<br>4. 能运用所学知识，完成护理管理制度的起草；<br>5. 能运用所学知识，对护理流程和工作程序提出改进意见；<br>6. 能运用所学知识，检查和控制养老护理计划和方案；<br>7. 能运用所学知识，制订考核办法 | 6 | 2 |
| | 质量管理 | 运用：1. 能运用所学知识，制订养老护理质量控制方案；<br>2. 能运用所学知识，制订养老护理技术操作规程；<br>3. 能运用所学知识，正确地实施养老服务信息化管理 | 5 | 2 |
| 健康管理 | 健康干预 | 识记：能正确简述老年人常见的不良生活方式和习惯。<br>理解：能准确概述老年人常见慢性病的相关危险因素及干预技术的运用；能运用所学知识，开展老年人健康风险干预和健康促进 | 4 | 4 |
| 合计 | | | 47 | 47 |
| 总计 | | | 94 | |

# 参考文献


[1]中国文化信息协会,北京社会管理职业学院民政部培训中心,教育部职业教育老年服务与管理专业教学资源库.养老中国[M].北京:九州出版社,2017.

[2]李金娟.多功能社区照顾战略工程:应对老龄化危机的创新机制[J].社会福利(理论版),2014(06):29-33.

[3]孟令君,贾丽彬.老年服务伦理与礼仪[M].北京:北京大学出版社,2013.

[4]王俊华.康复医学概论[M].北京:人民卫生出版社,2013.

[5]美国老年学会.现代老年医学概要[M].田新平,谢海雁,沈悌,译.北京:中国协和医科大学出版社,2012.

[6]王杨.孝不需要等待[J].福利中国,2014(1):60-61.

[7]邹文开.社会服务研究(第四辑)[M].北京:社会科学文献出版社,2017.

[8]郭锐.康复护理技术[M].北京:高等教育出版社,2013.

[9]冯晓丽.老年居家照护员实务培训[M].北京:中国社会出版社,2014.

[10]刁文华,许虹.浙江省养老护理员培训标准构建研究[J].护理研究,2017,31(06):677-682.

[11]何小俊,李薇薇.我国老年康复护理现状与展望[J].中国护理管理,2018,18(06):733-736.

[12]黄岩松.中医康复保健[M].天津:天津大学出版社,2009.

[13]赵学慧.老年社会工作理论与实务[M].北京:北京大学出版社,2013.

[14]陈卓颐.实用养老机构管理[M].天津:天津大学出版社,2014.

[15]李小寒,尚少梅.基础护理学[M].北京:人民卫生出版社,2014.

[16]朱梅初,薛萍.老年病学[M].北京:科学出版社,2013.

[17]王俊华,周立峰.康复治疗基础[M].北京:人民卫生出版社,2016.

[18]臧少敏,陈刚.老年健康照护技术[M].北京:北京大学出版社,2013.

[19]李欣.老年心理维护与服务[M].北京:北京大学出版社,2013.

[20]中国就业培训技术指导中心,人力资源和社会保障部社会保障能力建设中心.养老护理员[M].北京:中国劳动社会保障出版社,2015.

[21]冯晓丽.老年康复训练师实务培训[M].北京:中国社会出版社,2014.

[22]冯晓丽.老年期痴呆专业照护——护理人员实务培训[M].北京:中国社会出版社,2014.

[23]侯再金.医学心理学[M].北京:人民卫生出版社,2014.

[24]关骅.临床康复学[M].北京:华夏出版社,2005.

[25]王玉龙.康复评定技术[M].北京:人民卫生出版社,2010.

[26]邢华燕,张烨,张银萍.康复医学概论[M].武汉:华中科技大学出版社,2012.

[27]陈雪萍.养老护理操作规程[M].杭州:浙江大学出版社,2013.

[28]陈长香,孙建萍.老年护理学[M].北京:人民卫生出版社,2009.

[29]孙海晨,钱晓明,吴学豪.老年人创伤的特点与急救[J].创伤外科杂志,2000,2(3):159-160.

[30]陈文彬,潘祥林.诊断学[M].北京:人民卫生出版社,2011.

[31]简·约翰逊.体态评估操作指南[M].陈方灿,江昊妍,译.天津:天津科技翻译出版有限公司.2017.